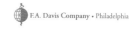

F.A. Davis Company · Philadelphia

临床按摩评估与治疗手册

Massage Notes

A Pocket Guide to Assessment and Treatment

主编　〔美〕金杰·卡斯尔（Ginger Castle）

主译　廖麟荣　朱　毅　王　欣

译者　（以姓氏笔画为序）

　　　　王　欣　广州健瑞仕健康服务有限公司

　　　　朱　毅　郑州大学附属第五医院

　　　　张　瑜　昆明医科大学附属第二医院

　　　　张国兴　广东省工伤康复医院

　　　　陈春红　宜兴九如城康复医院

　　　　黄　友　广东省工伤康复医院

　　　　廖曼霞　宜兴九如城康复医院

　　　　廖麟荣　宜兴九如城康复医院

北京科学技术出版社

The original English language work has been published by: The F.A. Davis Company, Philadelphia, Pennsy lvania.

Copyright©2014 by F.A. Davis Company.

All rights reserved.

Massage Notes: A Pocket Guide to Assessment and Treatment

著作合同登记号：图字 01-2020-3733

图书在版编目（CIP）数据

临床按摩评估与治疗手册 /（美）金杰·卡斯尔（Ginger Castle）主编；廖麟荣，朱毅，王欣主译. —北京：北京科学技术出版社，2021.1

书名原文：Massage Notes: A Pocket Guide to Assessment and Treatment

ISBN 978-7-5714-1113-8

Ⅰ.①临… Ⅱ.①金… ②廖… ③朱… ④王… Ⅲ.①按摩–治疗学 Ⅳ.①R454.4

中国版本图书馆CIP数据核字（2020）第157786号

策划编辑：于庆兰
责任编辑：于庆兰
责任校对：贾　荣
责任印制：吕　越
装帧设计：永诚天地
出 版 人：曾庆宇
出版发行：北京科学技术出版社
社　　址：北京西直门南大街16号
邮政编码：100035
电　　话：0086-10-66135495（总编室）　0086-10-66113227（发行部）
网　　址：www.bkydw.cn
印　　刷：北京捷迅佳彩印刷有限公司
开　　本：710mm×1000mm　1/32
字　　数：152千字
印　　张：9.5
版　　次：2021年1月第1版
印　　次：2021年1月第1次印刷
ISBN 978-7-5714-1113-8

定　　价：68.00元

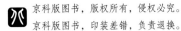

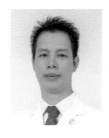

廖麟荣

博士，副主任治疗师，副教授，硕士生导师

九如城（宜兴）康复医院康复部主任

香港理工大学物理治疗学博士（Ph.D）

南京医科大学康复医学院副教授

赣南医学院硕士生导师

安庆师范大学硕士生导师

中华医学会物理医学与康复分会康复治疗专委
　会委员；中国康复医学会物理治疗专业委员
　会老年康复物理治疗学组主任委员等

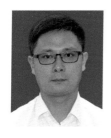

朱　毅

博士，副教授，硕士生导师

郑州大学附属第五医院康复医院副院长，肌骨
　康复中心主任

国家重点领域创新团队协作专家

江苏省青蓝工程培养对象

主持国家级、省级自然科学基金面上项目多项，
　获中国博士后科学基金会资助，发表 SCI
　论文 10 余篇，获得国家发明专利 1 项

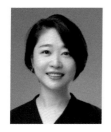

王　欣

物理治疗师

香港理工大学康复治疗学系哲学硕士

中国康复医学会物理治疗专业委员会秘书长

美国 GRS 区域总监

"无评估不治疗"，评估是治疗的基石，规范的评估才能规避风险，更好地选择与评估结果相一致的治疗策略。

《临床按摩评估与治疗手册》是一本集肌肉、骨骼、神经评估和按摩治疗为一体的实用性参考书。整本书由8个章节构成，第1章为评估的概述，主要包含常规的评估指导及治疗后的反馈；第2~7章为从肩颈到足踝的肌肉触发点和牵涉模式，主动、被动活动范围，抗阻及特殊测试的详细评估和记录，最后一章介绍了按摩治疗指导及常见疾病按摩治疗的基本技术应用，另外概述了常见损伤的原因及基本治疗建议。

本书包含丰富详尽的插图、图表和方法，经过精心的编排，使得繁杂的检查项目井然有序。同时，本书强调检查的规范性，每一项检查均有详细的步骤，包含检查的目的、患者体位和治疗师体位及检查时双手触放的位置，方便医疗专业人员查阅和规范操作并在较短的时间内掌握检查的要点和方法。

此外，本书以评估为基础，帮助治疗师判断是否进行按摩治疗及给予何种按摩手法或何种治疗技术。本书对于常见的病损原因和体征、症状进行了详细的归纳，概述了治疗指导及注意事项，帮助治疗师分析并指导临床实践。

很荣幸把这本书推荐给大家，让大家可以在较短的时间内掌握各部位评估要点并选择相关的治疗策略及按摩手法。学以致用，希望本书内容有助于大家规范评估和治疗。

本书在翻译和出版过程中经过多次校对，但恐仍有疏漏，请广大读者指正。

廖麟荣 朱毅 王欣
2020年8月

第一章 一般评估

评估概述

评估（assessment）是收集关于患者的必要信息，进行评价的过程。评估过程遵循以下步骤。

- 患者病史问询。
- 关节活动范围评估。
  - 主动运动。
  - 被动运动。
  - 徒手抗阻。
- 视诊（贯穿患者诊疗过程）。
- 特定长度或骨科评估。

这个评估过程为治疗师提供了重要的信息，帮助治疗师做出以下决定。

- 确定接诊患者是否安全。
- 决定是否转诊给其他医疗专业人员。
- 制订有效的治疗目标和治疗计划。

收集信息

- 禁忌证：按摩不安全的情况。
- 损伤严重程度。
- 损伤类型。
- 注意事项。
- 治疗重点：哪些肌肉或肌群需要治疗。

评估益处

- 加速患者康复。
- 成本效益：治疗师可以更快找到有问题的部位。
- 治疗师更容易工作。
- 知晓从何处开始治疗。
- 根据愈合阶段确定适用何种技术。
- 为可能的研究项目作记录。
- 验证治疗的进展。

本书为帮助你更好地进行评估和治疗，提供循序渐进的基本评估方法，讨论治疗师经常遇到的疾病，并提出适合的治疗方案。评估图表里每个表格的后面均提供了一种简单的方法来记录临床中发现的问题。

常规评估指南

1. 不要诊断患者的疾病：评估的目的是帮助你为患者制订治疗计划。
2. 如果可能，示范所需动作。
3. 通常，首先检查健侧肢体，原因如下：
   - 对患者的"正常"侧进行基准测试，并对两者进行比较。
   - 评估患者能做什么和将来能做什么。
   - 减少患者对可能发生疼痛的恐惧。
4. 让患者慢慢移动。
   - 避免评估时患者感到不适。
   - 评估动作的异常：
     - 动作不平稳
     - 代偿动作
     - 疼痛或不适的面部表情
5. 提醒患者，如果在运动过程中有任何疼痛、不适或其他感觉时，要立即告知治疗师。
6. 注意避免让患者知道检查目的。
   - 详细说明你对评估的期望可能会影响评估的结果。
7. 当患者主诉他（或她）正在经历疼痛、不适或其他感觉时，可用"LID"英文缩写代表的问题做进一步了解：
   - 位置（location）：疼痛的确切部位在哪里？
   - 强度（intensity）：疼痛是轻度、中度还是重度？
   - 描述（description）：
     - 在运动过程中，你感觉到的疼痛在哪里？多长时间？
     - 你能描述一下那种疼痛吗？（如果需要，向患者推荐一些词语，如锐痛、跳痛等）

一旦完成评估并确定了可能的重点和相关的重点方面，请使用患者能理解的术语与其沟通治疗计划。

患者病史

　　回顾患者的一般健康史，帮助判断按摩是否安全，按摩是否有利于患者。患者填完信息表之后，应和患者一起回顾一下表格，以确认以上信息并捕捉可能遗漏的信息。

首字母缩略词 ICAMP

　　分别询问以下问题，并等待患者回答。

I= 损伤（injuries）或疾病（illnesses）

- 你最近是否有损伤、手术或疾病？
- 当我活动你的关节时，是否存在不适？

C= 血液循环问题（circulatory issues）或皮肤状况（conditions of the skin）

- 血液循环问题：
  - 你是否有高血压、低血压或静脉曲张？
  - 你是否安装有心脏起搏器等？
- 皮肤情况：
  - 你是否有皮肤破损或皮疹？

A= 对香料、润滑液或油过敏（allergies to fragrances, lotions, or orils）

- 你是否对香料、润滑液或油过敏？将要使用的物品展示给患者看。

M= 药物（medications）

- 你是否正在服用药物，包括处方药和非处方药？
  - 如果你不知道药物有什么作用，询问患者。
  - 询问与药物相关的不良反应。
  - 避开药物注射部位，包括糖尿病药物泵入部位。
  - 药物可能会对按摩存在潜在的负面影响，包括以下几点：
    - 妨碍患者感受按摩治疗师的操作
    - 改变身体的凝血机制
    - 增加外周血液循环（降压药）
    - 妨碍患者的交流
    - 暗示可能存在健康问题

P= 疾病治疗中或怀孕（physician's care or pregnancy）

- 你正在接受医生的治疗吗？
- 你是否怀孕或有怀孕的打算？
- 如果是，需要避免使用一些按摩手法和避开某些部位。

  问完 ICAMP 问题之后，确定是否有以下情况：

- 一般禁忌证。
- 局部禁忌证。
- 技术或压力禁忌证。

期望的治疗类型

询问患者期望什么类型的治疗。

放松治疗

- 根据按摩的一般治疗指南进行放松治疗。
- 关注特定的部位。
- 使用患者要求的力度。

损伤后治疗或康复

- 根据以下 OPQRST 框架去获得关于损伤的更多信息。
- 完成必要的评估。
- 制订治疗计划以满足患者需求。

损伤问题

使用缩写词 OPQRST 记住 6 个关键问题，找出更多关于损伤本身的信息。

O= 发生（onset）

- 什么时候发生的？怎么发生的？
- 以前是否也发生过？

P= 激发（provokes）

- 什么原因导致的？
- 受伤发生之前，你运动了多长时间？

Q= 疼痛的特性（quality of pain）

- 描述这个疼痛（锐痛、跳痛、钝痛、酸痛、电击痛或灼烧痛）。
- 是轻度、中度还是重度疼痛？

R= 缓解疼痛（relieves the pain）

- 你怎样缓解疼痛？
- 你以前是否有过这种疼痛？如果有的话，是如何治疗的？

S= 特定区域（site specific）

- 具体是哪个部位疼痛？
- 运动中是哪个部位疼痛？

T= 时间（time）

- 你多久会出现一次这种疼痛？
  - 是持续的、频繁的，还是间歇性的？
  - 每天或每月？
- 当你感受到这种疼痛时，它会持续多久？
  - 持续的时间是几秒钟、几分钟或几小时？
- 疼痛是否在一天中的特定时间开始或加剧？

关节活动范围评估

　　关节活动范围（range of motion, ROM）是通过观察关节从中立位活动到末端的活动范围来测量关节灵活性的一种方式。以下是三种功能评估的类型。每种评估都能给你关于患者状况的重要信息并帮助你决定从何处开始治疗。

主动关节活动范围（active range of motion, AROM）

评估因素	• 患者能做什么？评估双侧，确定什么是正常的 • 哪些肌群能允许完成全范围活动及哪些肌群不能 • 什么动作导致疼痛
角色	• **患者**：做所有的动作 • **治疗师**：观察动作及患者表现
检查组织	• 可收缩的组织（肌腹、肌腱） • 如果运动中出现夹挤，需要评估检查部分的惰性组织

步骤	● 确定患者愿意做什么
	● 首先告诉患者你的期望是什么
	● 先测试健侧
	● 观察活动过程中 ROM 的受限与卡顿
	● 让患者确定疼痛或不适（LID）
LID	● 部位（location）
	● 强度（intensity）
	● 描述（description）
观察要素	● 动作的代偿
	● 动作的受限
	● 患者的犹豫与恐惧
	● 动作的流畅性
	● 疼痛或不适的面部表情
	● 其他现象
收集信息	● 健侧与患侧功能障碍程度的差异
	● 导致疼痛的运动模式
	● 疼痛的类型
	● 运动过程中出现疼痛的点
	● 协助运动的肌肉
	● 存在导致二次受伤风险的代偿肌肉

被动关节活动范围（passive range of motion, PROM）

评估因素	● 愈合阶段（相应的治疗）
	● 异常的终末感（见下一节）
	● 可能涉及的结构
角色	● 治疗师：做所有工作
	● 感受动作
	● 观察动作过程及患者反应
检查的组织	● 惰性组织（韧带、关节囊）
	● 有收缩性的肌腱（在牵伸的末端）

步骤	• 先检查健侧，导致最痛感觉的动作最后检查
	• 说明目的
	• 缓慢运动，去感受限制与卡顿
	• 询问患者的疼痛或不适及感觉变化
观察要素	• 双侧 ROM 的差异
	• 动作的流畅性
	• 动作过程中的疼痛部位及疼痛类型
	• 长度差异
	• 疼痛或不适的面部表情
	• 卡顿和限制
	• 终末感

PROM 结果	可能原因
无痛 PROM	• 惰性组织未受损
疼痛 PROM	• 惰性组织受损
起始疼痛 PROM	• 急性期
	• 炎症的主要表现
	• 弥漫性疼痛
	• 休息时疼痛
终末疼痛 PROM	• 亚急性期
	• 运动时疼痛
	• 休息会减轻疼痛
	• 炎症的主要表现已减轻
牵伸时疼痛： 　特定位置	• 慢性期
	• 只在特定动作中出现疼痛
运动限制	• 哪些肌肉可以充分延长

终末感

　　终末感是治疗师在患者关节的可动 ROM 内终末端时所感受到的感觉。

正常终末感

骨与骨的抵触感	● 动作被两块骨骼彼此间的接触所限制，如肘伸展到末端
软组织的抵触感	● 运动停止是由于在运动末端有软组织的抵触，如肘屈曲到末端
关节囊或结实的感觉	● 在关节活动末端有限制 ● 运动末端被关节囊限制，这种感觉可以被形容为"坚如皮革" ● 真正的关节囊终末感是关节囊作为关节活动末端的主要限制因素，如在肩关节外旋时末端的感觉

异常终末感

骨与骨的抵触感	● 运动过程突然被中断，如关节病理性改变、骨折和骨刺等
落空感	● 运动未到终末端却因疼痛而终止，患者因为疼痛不允许任何运动。运动过程中没有遇到抵抗，如肩关节滑囊炎
囊性或结实的感觉	● 如水肿或滑膜炎
肌肉痉挛	● 运动过程突然中断，伴随疼痛，动作因为肌肉痉挛未能达到正常活动范围而终止，如关节囊发炎
弹性	● 类似于结实的终末感，发生在运动过程中，但并不是正常的终末感，如膝关节半月板撕裂

徒手抗阻测试（manual resistive testing, MRT）

评估的因素	• 应用在疼痛的主动和被动运动中 • 什么肌肉或肌群可能被牵涉 • 是否有神经病变可能被牵涉
角色	• 患者：抵抗来自治疗师的阻力 • 治疗师：提供阻力 • 观察患者面部表情并记录反应
检查的组织	• 会收缩的组织
步骤	• 先检查健侧以获得比较基线 • 从关节的中间位置开始 • 不要发生关节运动 • 检查单块肌肉 • 逐渐增加阻力 • 至少保持等长收缩 5～10 秒 • 观察的内容不只疼痛，还有因为神经支配障碍而导致的无力 • 必要时重复

PROM 结果	可能的原因
有力无痛	• 可收缩结构没有损伤
有力有痛	• 微细的损伤或一部分肌腹、肌腱或附着点的损伤
无力无痛	• 肌腱或肌肉断裂或神经系统功能障碍
无力有痛	• 神经根压迫、骨折或肌肉损伤

进一步的评估和治疗计划

在完成以上评估之后，分析所有收集到的信息以决定进一步的评估，用来准确描述患者主诉，包括特定的骨科评估。然后，进行接下来的步骤。

1. 执行评估。
2. 制订治疗计划及基于所收集的信息制订目标。

3. 在患者脱衣之前和其沟通以下问题。

- 获得口头上的知情同意。
- 详细说明治疗计划。
- 详细说明将要治疗的部位。
- 注意避免给出诊断结论。

例如和患者交流："在你的许可下，关于你今天的治疗，我认为我们应该关注你的右侧肩关节、上背部及胸部，还有你的颈部。"（等待回应）

获得患者的同意后再开始治疗，包括在治疗计划执行的过程中，要求患者主动参与，以提高恢复的可能。越早和患者沟通，就越可能达到或实现他（或她）的治疗期望。

ROM 的禁忌证和注意事项

禁忌证	注意事项
● 关节过度活动或者怀疑不稳	● 老年人（衰弱）
● 关节肿胀	● 关节置换
● 肿瘤转移（主治医生许可的除外）	● 神经症状伴随疼痛和肌无力
● 麻木、手足针刺感	● 骨质疏松症
● 类风湿关节炎急性炎症期	● 椎动脉测试阳性
	● 妊娠
	● 脊柱手术、椎管狭窄、骨折

注：ROM（range of motion），关节活动范围。

视诊

接着，对患者进行视诊以确定结构的异常。视诊时，也可以进行触诊并检查以下几点。

- 双侧的差异。
- 异常情况。
- 瘢痕或其他受伤迹象。
- 肌肉可能紧张（可以使用交互抑制的原理先治疗紧张的组织）。

姿势

头部

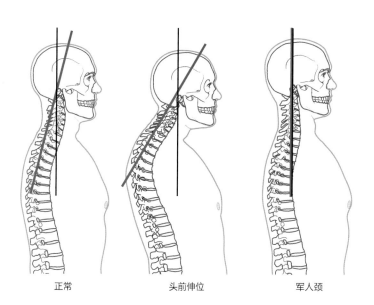

| 正常 | 头前伸位 | 军人颈 |

脊柱

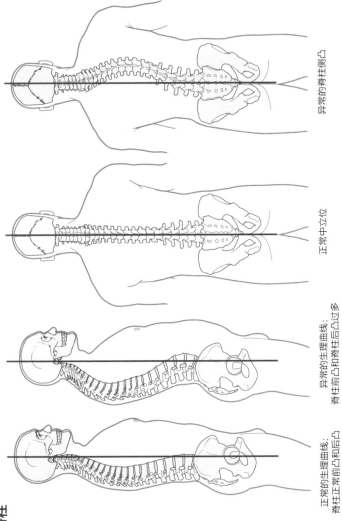

异常的脊柱侧凸

正常中立位

异常的生理曲线：
脊柱前凸和脊柱后凸过多

正常的生理曲线：
脊柱正常前凸和后凸

12

骨盆

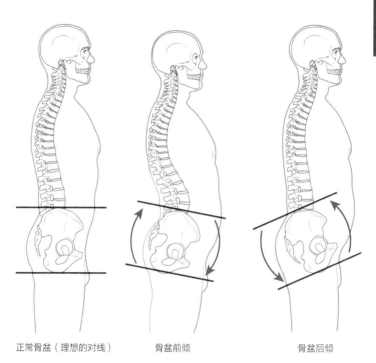

正常骨盆（理想的对线）　　骨盆前倾　　骨盆后倾

主要姿势

- 理想的对线。
- 脊柱前凸或后凸过多姿势。
- 驼背。
- 军人姿势。
- 平背。

理想的对线

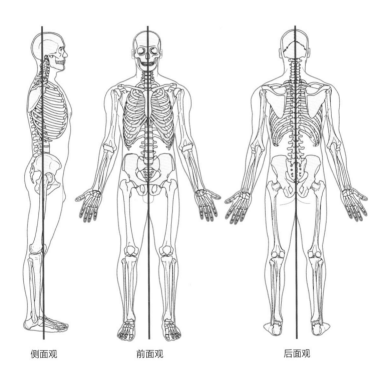

侧面观　　　　　　　　前面观　　　　　　　　后面观

脊柱前凸或后凸过多姿势

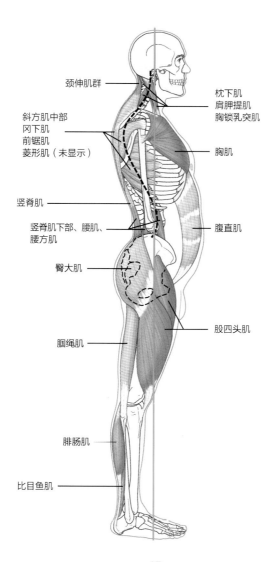

颈伸肌群

枕下肌
肩胛提肌
胸锁乳突肌

斜方肌中部
冈下肌
前锯肌
菱形肌（未显示）

胸肌

竖脊肌

竖脊肌下部、腰肌、
腰方肌

腹直肌

臀大肌

股四头肌

腘绳肌

腓肠肌

比目鱼肌

驼背

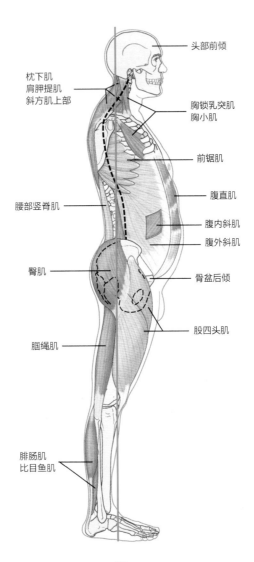

头部前倾

枕下肌
肩胛提肌
斜方肌上部

胸锁乳突肌
胸小肌

前锯肌

腰部竖脊肌

腹直肌

腹内斜肌

腹外斜肌

臀肌

骨盆后倾

股四头肌

腘绳肌

腓肠肌
比目鱼肌

军人姿势

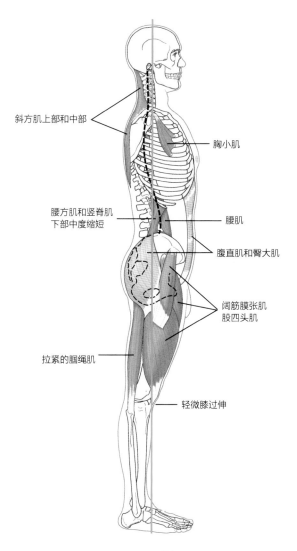

斜方肌上部和中部

胸小肌

腰方肌和竖脊肌
下部中度缩短

腰肌

腹直肌和臀大肌

阔筋膜张肌
股四头肌

拉紧的腘绳肌

轻微膝过伸

平背

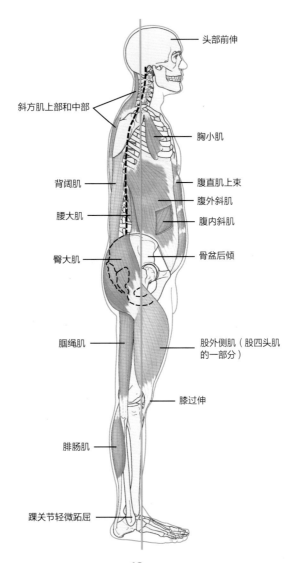

头部前伸

斜方肌上部和中部

胸小肌

背阔肌

腹直肌上束

腹外斜肌

腰大肌

腹内斜肌

臀大肌

骨盆后倾

腘绳肌

股外侧肌（股四头肌的一部分）

膝过伸

腓肠肌

踝关节轻微跖屈

前面观

将垂线置于耻骨联合的中间。

人体标志的评估	
部位	正常表现
头部	• 水平，目视前方，没有旋转 • 位于肩部中间 • 两耳对称 • 将手指放在耳上；左右高度进行比较；检查一侧耳是否向前或者高于另一侧
肩部	• 肩峰等高 • 锁骨等高（测量胸锁关节）
手臂、手	• 上肢与体侧距离相同，拇指朝前
躯干	• 没有旋转（观察腰部，进行比较和对照）
骨盆	• 双侧髂嵴高度 • 髂前上棘（比较不同水平）
足部、足弓	• 足趾朝前，足弓等高

异常视诊结果	可能的原因
头部旋转、侧屈	• 枕下肌、胸锁乳突肌、斜角肌和横突棘肌张力高
高低肩	• 斜方肌上部和肩胛提肌张力高；肩袖损伤；肩关节疾病
肩内旋、手掌旋前	• 肩胛下肌、胸大肌张力高
躯干旋转	• 单侧腰方肌、腰肌、竖脊肌和腹外斜肌张力高
骨盆前倾	• 腰肌、深层竖脊肌、腰方肌、腹直肌和阔筋膜张肌张力高

异常视诊结果	可能的原因
髌骨不等高	• 外翻或内翻拉紧 • 不对称的 Q 角，可能是股内侧斜肌肌力减弱 • 髂胫束过紧 • 股四头肌失衡
足外旋	• 梨状肌、腰肌、大收肌张力高；足弓塌陷

侧面观

将垂线穿过耳、盂肱关节、颈椎、腰椎椎体及外踝的前方。

人体标志的评估	
部位	正常表现
耳	• 位于肩部上方
肩部	• 与耳或在一条线上
脊柱曲线	• 颈椎前凸、腰椎前凸、胸椎后凸
骨盆旋转	• 髂前上棘与髂后上棘在同一水平
膝部	• 超过足部，放松
足部	• 体重均匀地分布到全足底

异常视诊结果	可能的原因
耳在肩部前面	• 头部前伸位 • 枕下肌、胸锁乳突肌张力高 • 受到抑制，颈部深层屈肌肌力减弱
下颌收过多、颈椎曲度变小	• 军人颈 • 颈部深层屈肌张力高 • 上交叉综合征

异常视诊结果	可能的原因
肩关节前伸 / 回缩	● 胸肌和肩胛下肌过紧，上交叉综合征
脊柱曲线：腰椎前凸曲度变大	● 腰肌、腰方肌、股四头肌、竖脊肌下部张力高，下交叉综合征
脊柱曲线：前凸曲度变小	● 臀大肌、腘绳肌、腹肌张力高，髋屈肌群肌力减弱
脊柱曲线：后凸曲度增加	● 腹肌张力高，胸椎伸肌群及髋屈肌群肌力减弱
骨盆：髂前上棘低于髂后上棘	● 腰肌、竖脊肌下部、髂肌张力高，下交叉综合征
骨盆：髂前上棘高于髂后上棘	● 臀大肌、腘绳肌、腹肌张力高 ● 髋屈肌群、竖脊肌下部肌力减弱
膝过伸	● 骨盆前倾、韧带松弛、下交叉综合征

后面观

人体标志评估	
部位	正常表现
头部	● 水平并且面朝前方
肩部	● 双肩平齐 ● 双侧斜方肌上部轮廓平齐
肩胛骨	● 肩胛下角左右平齐 ● 肩胛骨内侧缘与脊柱距离相等，肩胛骨贴紧身体
躯干	● 没有旋转
脊柱	● 直
手臂	● 到躯干的距离相对
骨盆	● 双侧髂后上棘、臀线平齐
膝部	● 双侧平齐且与跟腱垂直

异常视诊结果	可能的原因
头部：侧屈或旋转	• 枕下肌、胸锁乳突肌、斜角肌、横突棘肌、肩胛提肌张力高，斜颈
肩部：高低肩，双侧斜方肌上部轮廓不等高	• 上斜方肌、肩胛提肌张力高，肩袖损伤
肩部：内旋，手掌旋前	• 肩胛下肌、胸大肌张力高
肩胛骨：一侧高于另一侧，旋转，翼状肩	• 肩胛骨稳定肌力弱：斜方肌下部、菱形肌、前锯肌；肩胛提肌、斜方肌上部、胸小肌张力高 • 脊柱侧凸
脊柱侧向的曲线："S"形或者"C"形	• 可能脊柱侧凸：功能紊乱，取决于功能/结构，短而紧/长而紧；长短腿差异 • 需要做更多的检查
躯干：旋转或侧向位移	• 单侧腰方肌、腰肌、竖脊肌、腹外斜肌张力高

治疗之后

治疗完成之后，需要做以下工作。

■ 获得反馈：哪些治疗有效？

■ 可能的话，让患者完成一项主动关节活动范围检查，记录变化。

■ 提醒患者在治疗之后可能会有轻微的酸痛感。如有必要需解释，一次治疗之后的酸痛感不会持续 24～36 小时。

患者治疗提示：如果这是他（或她）第一次接受治疗，治疗后的 1~2 天内电话随访并记录患者情况。

视觉评估图

使用下列图例，将你看到的差异画出并进行评估。

前面观和后面观

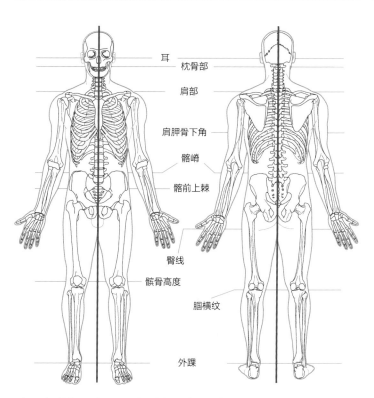

耳
枕骨部
肩部
肩胛骨下角
髂嵴
髂前上棘
臀线
髌骨高度
腘横纹
外踝

L（mild），轻度；M（moderate），中度；S（severe），重度；↻，旋转；⇨，向左；
⇦，向右；⇔，增加的空间／抬高（可标在图中，进行记录）

侧面观

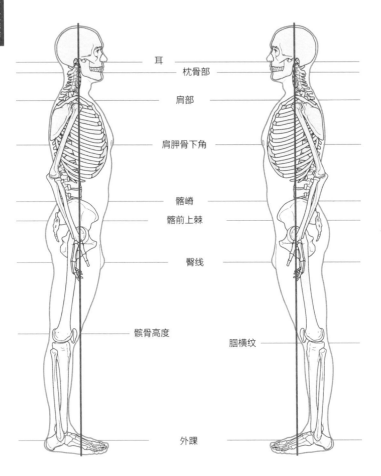

耳

枕骨部

肩部

肩胛骨下角

髂嵴

髂前上棘

臀线

髌骨高度

腘横纹

外踝

L，轻度；M，中度；S，重度；↻，旋转；⇨，向左；⇦，向右；⬄，增加的空间／抬高（可标注在图中，进行记录）

第二章 头部和颈部

头部和颈部肌肉

前面观

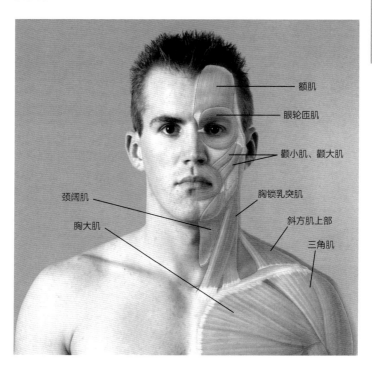

额肌

眼轮匝肌

颧小肌、颧大肌

颈阔肌

胸锁乳突肌

胸大肌

斜方肌上部

三角肌

侧面观

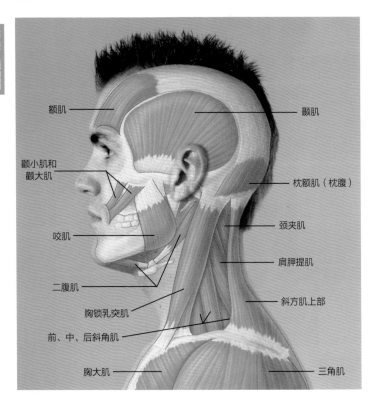

额肌

颞肌

颧小肌和
颧大肌

枕额肌（枕腹）

颈夹肌

咬肌

肩胛提肌

二腹肌

胸锁乳突肌

斜方肌上部

前、中、后斜角肌

胸大肌

三角肌

后面观

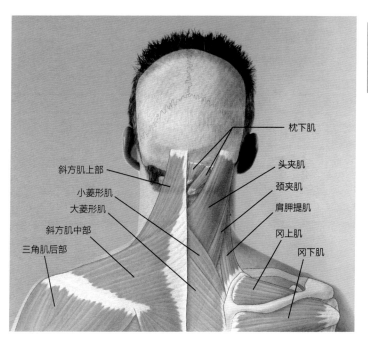

枕下肌

斜方肌上部

头夹肌

小菱形肌

颈夹肌

大菱形肌

肩胛提肌

斜方肌中部

冈上肌

三角肌后部

冈下肌

触发点牵涉

颈部触发点牵涉模式

肌肉	颈前区	颈后区	颈侧区
颊肌	√		
二腹肌	√		√
肩胛提肌		√	√
颈长肌	√		
翼内肌	√		√
多裂肌		√	
颈阔肌	√		
回旋肌		√	
颈夹肌		√	
胸锁乳突肌	√		√
斜方肌		√	

头痛触发点牵涉模式

肌肉	颞区	额叶区	顶部	枕区	上背部
二腹肌				√	
额肌		√			
肩胛提肌					√
斜角肌					√
头半棘肌	√	√		√	
头夹肌			√		
颈夹肌	√			√	
胸锁乳突肌	√	√	√	√	
枕下肌	√			√	
颞肌	√			√	
斜方肌	√			√	√
颧肌		√			

颞下颌关节（Temporomandibular Joint, TMJ）触发点牵涉模式

肌肉	耳 & TMJ	眼痛	咽喉痛	牙痛	舌	鼻窦
颊肌			√	√		
二腹肌			√			
翼外肌						√
颈长肌			√			
咬肌	√	√		√		√
翼内肌			√	√	√	
下颌舌骨肌				√		
枕肌		√				
眼轮匝肌		√				√
颈阔肌		√				
颈夹肌		√				
枕下肌		√				
胸锁乳突肌	√	√	√		√	√
颞肌		√		√		
斜方肌	√	√				
颧肌						√

斜角肌

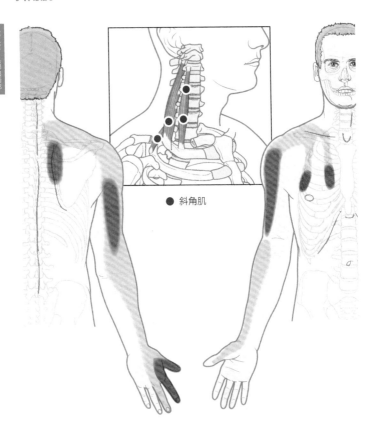

● 斜角肌

胸锁乳突肌

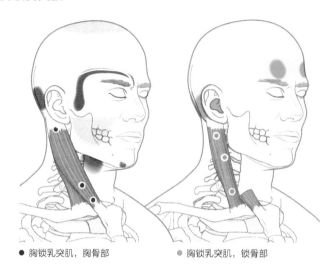

● 胸锁乳突肌，胸骨部　　　　　● 胸锁乳突肌，锁骨部

咬肌和翼状肌

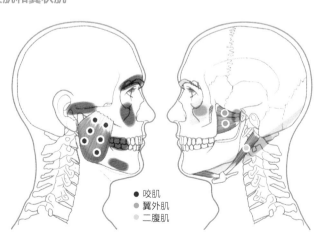

● 咬肌
● 翼外肌
● 二腹肌

夹肌

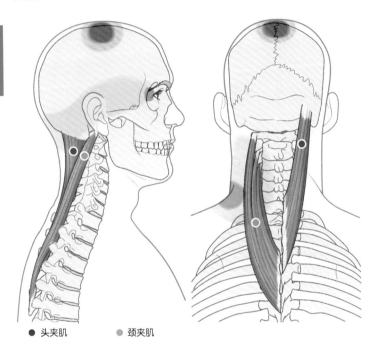

● 头夹肌　　● 颈夹肌

斜方肌

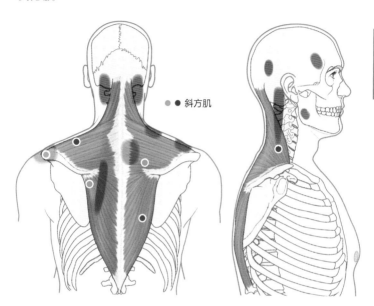

● ● 斜方肌

颈长肌

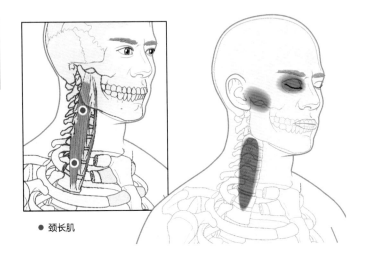

● 颈长肌

颞肌

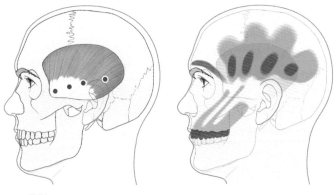

● 颞肌

头半棘肌

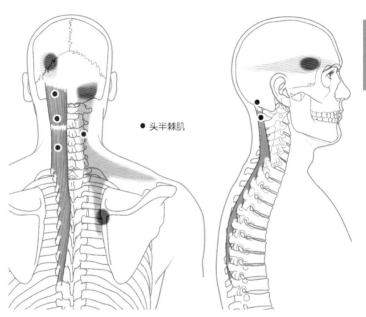

● 头半棘肌

ROM 评估
AROM

动作	颈部正常 AROM
屈曲	45°~50°
伸展	75°~80°
侧屈	40°~45°
旋转	90°

注：AROM（active range of motion），主动关节活动范围。

颈椎的活动

- 寰枕关节可以进行屈曲、伸展、侧屈和有限的旋转活动。
- 寰枢关节是颈部旋转范围最大的部位。
- C3~C7 可以进行大幅度的屈曲和伸展，但侧屈和旋转的活动是有限的。

　　首先向患者示范动作或让患者模仿你的动作，进行以下 AROM 测试。

目的	• 评估颈部 AROM • 评估收缩性组织
患者	• 坐位或仰卧位
治疗师	• 站在患者前面
阳性体征解读	• ROM 受限提示可能存在韧带或关节囊损伤、肌肉组织张力高、神经压迫、关节突关节刺激或关节炎

注：AROM（active range of motion），主动关节活动范围；ROM（range of motion），关节活动范围。

伸展

颈部伸展会闭合关节突关节和椎间孔，并可能导致以下类型的疼痛。

- 剧烈的局部疼痛：关节突关节的固定或关节囊的刺激。
- 枕下部可能出现的疼痛：枕下肌受压或前颈部疼痛。
- 肩部或肩胛区域的牵涉痛：关节刺激。
- 经过神经通路传入手部的疼痛：可能的神经根卡压。

屈曲

屈曲打开椎体关节突关节，缓解关节问题。后部肌肉的损伤或肌张力高可能引起疼痛。

旋转

肌张力高、触发点、肌力降低或关节固定可能会引起 ROM 减小。

侧屈

- 同侧运动出现疼痛表示关节受到刺激。
- 对侧运动出现疼痛或紧张表示肌肉损伤或肌张力高。
- 运动关闭了同侧的关节突关节和椎间孔。
- 肩部或肩胛区域出现弥漫性牵涉痛。
- 运动引起剧烈的皮肤疼痛，并因神经根受到刺激出现上肢和手部的麻木或刺痛。
- 慢性受限的 ROM 提示退行性关节病变或纤维化。

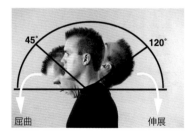

步骤

伸展

- 嘱患者头后仰，口部放松。
- 患者望向天花板过程中无不适感。
- 正常伸展运动范围约 60°。

屈曲

- 嘱患者下颌靠近胸骨。
- 正常屈曲运动允许下颌与胸骨之间相差 2 横指距离。

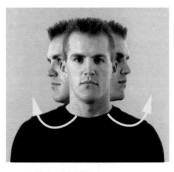

旋转

- 患者转头看向肩峰，无侧屈代偿。
- 正常旋转运动范围约为 70°。

侧屈

- 患者耳贴向肩关节，头不旋转，肩不上抬。
- 正常侧屈运动范围约为 40° 或到肩关节距离的一半。

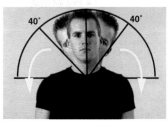

PROM

在 PROM 中，治疗师辅助患者完成所有的动作。患者需在检查步骤中保持放松被动，以获得准确结果。

目的	<ul><li>评估终末感，无张力组织</li><li>评估愈合阶段</li></ul>
患者	<ul><li>仰卧位</li></ul>
治疗师	<ul><li>站 / 坐在患者后面</li></ul>
阳性体征解读	<ul><li>所有正常的终末感：结实感或组织弹性</li><li>PROM：所有正常的被动关节活动范围 > AROM</li><li>PROM 活动起始端时出现为急性疼痛</li><li>在 PROM 活动终末端时出现为亚急性疼痛</li><li>牵伸时出现为慢性疼痛</li></ul>

注：PROM（passive range of motion），被动关节活动范围；AROM（active range of motion），主动关节活动范围。

步骤

屈曲

■ 被动活动患者颈部，将下颌慢慢朝向胸骨移动。

伸展

■ 头部回到中立位，将头部放置于治疗床外。
■ 被动伸展患者颈部。

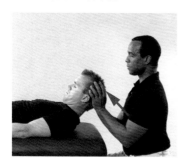
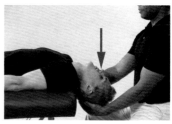

侧屈

- 被动活动患者头部让耳朝向肩部移动。
- 提示：患者的鼻尖始终朝向天花板。
- 重复另一侧。

旋转

- 将患者头部被动转向一侧。
- 提示：确保患者的鼻子在水平面上运动。

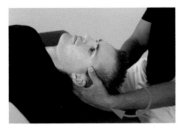 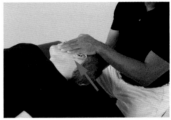

徒手抗阻测试

肌肉等长收缩测试应至少保持 10 秒，同时治疗师增加反向阻力。

目的	• 评估损伤组织肌力并与对侧进行对比
	• 判定可能受伤的肌肉或肌群
患者	• 仰卧位，头部中立位
治疗师	• 坐在治疗床头
	• 一只手固定
	• 另一只手施加反向阻力
阳性体征解读	• 肌力减弱和疼痛，任一或同时存在均表示疲劳
	• 反射性肌肉抑制消失
	• 肌腱纤维束断裂
	• 劳损、潜在触发点或神经根病变
	• 由于张力亢进肌肉压迫导致的周围神经病变

步骤

屈曲

- 施加反向阻力：将手放在患者前额上。
- 另一只手固定患者枕部。

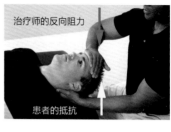

伸展

- 施加反向阻力：将手放在患者枕部。
- 另一只手稳定胸部。

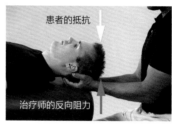

旋转

- 施加反向阻力：将手放在患者面颊上。
- 另一只手固定肩关节。

侧屈

- 施加反向阻力：将手放在患者头部的耳上方。
- 另一只手固定肩关节。
- 嘱患者将耳向肩部移动或将肩部上抬靠向耳。
- 提示：两者都能促使肌肉完全收缩。

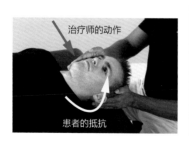

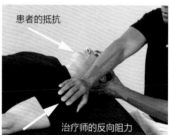

肌肉	伸展	屈曲	侧屈	同侧旋转	对侧旋转
MRT 参考表：颈部肌肉					
颈髂肋肌	√				
颈棘间肌	√				
肩胛提肌	√			√	
头最长肌	√		√		
颈最长肌	√				
头长肌		√	√		
颈长肌		√	√		√
多裂肌	√		√		√
头下斜肌	√		√	√	
头上斜肌	√		√		
头前直肌		√			
头外侧直肌		√			
头后大直肌	√		√	√	
头后小直肌	√				
颈旋转肌	√				√
斜角肌		√	√	√	√
头半棘肌	√		√		√
颈半棘肌	√				√
颈棘肌	√				
头夹肌	√		√	√	
颈夹肌	√		√	√	
胸锁乳突肌		√	√		√
斜方肌（上部）	√		√		√

注：由于牵拉角度不同及其他协同肌的作用，同侧和对侧旋转时参与的斜角肌肌束不同。

注：MRT（manual resistive testing），徒手抗阻测试。

MRT 肌力减弱与神经支配

肌肉	神经支配	功能
颈髂肋肌	C4~T3	伸展
颈棘间肌	C3~C8	伸展
肩胛提肌	C3~C4,C5	伸展
头最长肌	C3~C8	伸展
颈最长肌	C3~T3	伸展
头长肌	C1~C3	屈曲
颈长肌	C2~C6	屈曲
头下斜肌	C1	同侧旋转
头上斜肌	C1	伸展
头前直肌	C1~C2	屈曲
头外侧直肌	C1~C2	侧屈
头后大直肌	C1	伸展
头后小直肌	C1	伸展
颈旋转肌	C3~C8	对侧旋转
前斜角肌	C4~C6	屈曲
中斜角肌	C3~C8	侧屈
后斜角肌	C6~C8	侧屈
头半棘肌	C2~T1	伸展
颈半棘肌	C2~T5	伸展
颈棘肌	C3~T1	伸展
头夹肌	C2~C6	伸展
颈夹肌	C4~C8	伸展
胸锁乳突肌	C2~C3、副神经（XI神经）	对侧旋转
斜方肌（上部）	C3~C4、副神经（XI神经）	伸展

注：MRT（manual resistive testing），徒手抗阻测试。

评估参考表：头和颈部

评估	椎间盘病变	关节突关节综合征	张力亢进	韧带损伤	劳损	无力	放射痛	斜颈	胸廓出口综合征	触发点痛	血管	挥鞭伤
AROM	√			√	√							√
PROM	√			√	√							√
MRT					√	√				√		√
艾伦（Allen）试验							√		√			
颈前屈肌力检查			√		√	√		√				√
颈前外侧屈肌力检查												
挤压试验	√	√					√					
分离试验	√	√					√					
屈指试验										√		
颈肋综合征试验									√			
颈后外侧屈曲肌力检查			√		√	√				√		
斜角肌痉挛测试										√		
斜角肌缓解测试									√	√		
椎间孔挤压试验	√							√				
TMJ 三指评估法			√		√					√		√
椎动脉评估											√	√
赖特（Wright）试验									√		√	√

注：AROM（active range of motion），主动关节活动范围；PROM（passive range of motion），被动关节活动范围；MRT（manual resistive testing），徒手抗阻测试；TMJ（Temporomandibular Joint），颞下颌关节。

44

目的	• 评估是否存在神经血管压迫
患者	• 坐位 • 肘和肩关节屈曲 90° • 肩关节外旋 • 将头转向对侧
治疗师	• 站在患者受试侧后方 • 握住患者被测手臂的手腕 • 监测桡动脉脉搏
阳性体征解读	• 阳性：桡动脉脉搏减弱或消失 • 提示由于前斜角肌综合征引起的胸廓出口综合征

注：艾伦试验（Allen test），又称血管通畅试验。

步骤

■ 扪及患者桡动脉脉搏。

■ 感觉脉搏减弱。

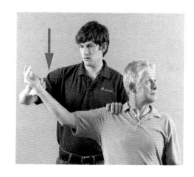

颈前屈肌力检查

目的	• 评估胸锁乳突肌、前斜角肌、舌骨上肌群、舌骨下肌群、头长肌和颈长肌的肌力
患者	• 仰卧位 • 双臂放于身体两侧 • 手背放在治疗床上
治疗师	• 站在患者一侧
阳性体征解读	• 中度肌力减弱——患者不能抗重力 • 轻度肌力减弱——患者不能抵抗治疗师的阻力

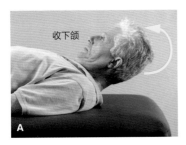

收下颌

A

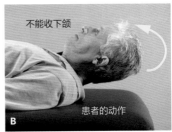

不能收下颌

患者的动作

B

步骤

■ 患者蜷起下颌和头部，将头抬离治疗床面。

■ 患者维持此体位，治疗师在患者前额轻轻施加阻力。患者维持此体位。

颈前外侧屈肌力检查

目的	● 评估单侧胸锁乳突肌、斜角肌的肌力
患者	● 仰卧位，双臂外展 90°，肘屈曲 ● 手背放在治疗床上
治疗师	● 站在患者受试的一侧 ● 将手放在患者的肩关节上并维持稳定
阳性体征解读	● 中度肌力减弱——患者不能抵抗重力 ● 轻度肌力减弱——患者不能抵抗治疗师的阻力

步骤

■ 患者抬头，屈颈。

■ 如果患者能够维持此体位，治疗师就会对受试一侧的颞区施加斜向后外侧的力。

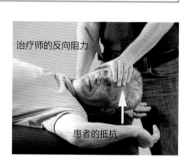

治疗师的反向阻力

患者的抵抗

挤压试验

目的	● 评估位于颈神经根，引起根性疼痛占位性病变的可能性 ● 关节突关节刺激导致的疼痛
患者	● 坐位，头保持中立位
治疗师	● 站在患者身后 ● 将手放在患者的头顶
阳性体征解读	● 阳性：患者患侧上肢出现神经根疼痛或神经症状——可能存在神经压迫 ● 阳性：颈部或肩部的局部疼痛——可能存在椎间盘病变

步骤

■ 治疗师在患者头顶部施加向下的压力并保持。

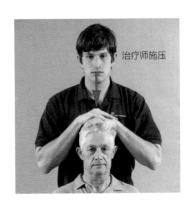

治疗师施压

	分离试验

目的	• 评估位于颈神经根引起根性疼痛占位性病变的可能性 • 关节突关节刺激导致的疼痛
患者	• 坐位或仰卧位 • 头保持中立
治疗师	• 站在患者身后 • 将手放在患者的头部的枕叶和颞叶区
阳性体征解读	• 阳性：减轻疼痛 • 减轻神经根痛：可能存在神经根受压 • 颈部或肩部的局部疼痛减轻提示可能存在关节突关节刺激或椎间盘病变

步骤

- 缓慢地将患者头部向上提起。
- 至少保持 30 秒牵引力。

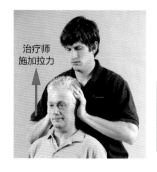

治疗师
施加拉力

屈指试验

目的	• 评估斜角肌群的活动触发点
患者	• 站立位或坐位
治疗师	• 站立位，观察患者的手
阳性体征解读	• 阳性：四指不能全部接触掌指关节
	• 提示有活跃的触发点

步骤

- 嘱患者屈曲指骨间关节。
- 患者尝试触摸掌指关节。

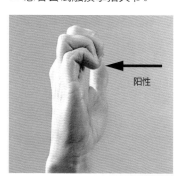

阳性

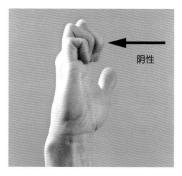

阴性

颈肋综合征试验

目的	● 检查是否压迫肋骨和锁骨之间的臂丛神经
患者	● 站立位
治疗师	● 站在患者前侧
阳性体征解读	● 再现胸廓出口综合征症状：剧烈的放射痛和（或）麻木、对温度敏感、通过尺神经传导下降到环指和小指 ● 尺神经卡压：锁骨和肋骨之间的间隙不足

步骤
- 嘱患者同时内收或回缩肩胛骨。
- 手臂外旋。
- 维持 30 秒。
- 肩部下沉。

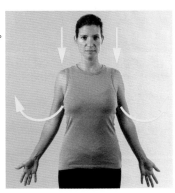

颈后外侧屈曲肌力检查

目的	● 评估头夹肌、颈夹肌、头半棘肌、颈半棘肌、竖脊肌颈段的肌力
患者	● 俯卧位，上臂外展至 90° ● 屈肘，手掌放在治疗床上
治疗师	● 站在患者需要检查的一侧
阳性体征解读	● 后外侧颈部肌肉无力 ● 患者不能将头部维持在测试位置

步骤

- 嘱患者伸展颈部。
- 将颈部向受试一侧旋转。
- 抗重力维持姿势。

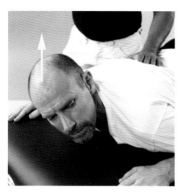

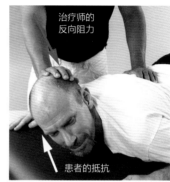

治疗师的
反向阻力

患者的抵抗

摆位完成后

- 治疗师固定患者受试侧的肩部。
- 对头部施加向后外侧的力。
- 将头部沿着斜线方向推离受试侧。

<table>
<tr><td colspan="2" align="center">**斜角肌痉挛测试**</td></tr>
</table>

目的	• 评估斜角肌触发点
患者	• 坐位
治疗师	• 站在患者前方
阳性体征解读	• 阳性：受试侧斜角肌的疼痛或痉挛
	• 在斜角肌区出现牵涉疼痛
	• 提示有活跃的触发点

步骤

■ 患者向患侧旋转头部，向患侧锁骨
  处收下颌。

■ 维持 30 秒。

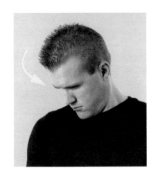

斜角肌缓解测试

目的	● 判定手臂或手指牵涉痛的原因
	● 判定存在前斜角肌综合征的可能性
患者	● 坐位或仰卧位
治疗师	● 站在患者面前
阳性体征解读	● 阳性：短时间内出现疼痛减轻
	● 提示斜角肌有触发点
	● 提示斜角肌压迫神经
	● 提示锁骨对触发点造成压迫

步骤

■ 患者将疼痛侧前臂置于前额。

■ 患者向头侧抬高肩部，并使
  肩胛骨前伸。

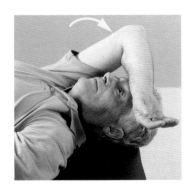

椎间孔挤压试验

目的	● 评估是否存在颈神经根卡压或下颈段关节突关节刺激
	● 判定椎间孔狭窄
	● 判定神经根症状，是否存在局部尖锐疼痛
患者	● 坐位
治疗师	● 站在患者身后，手放在患者头上
阳性体征解读	● 阳性：患侧手臂的神经根放射痛或神经症状
	● 阳性：局部疼痛（颈部或肩部）
	● 神经根痛：可能存在神经根卡压
	● 颈部/肩部局部疼痛：可能存在关节突关节刺激
	● 对侧疼痛提示，由于肌痛症和挥鞭伤相关疾病引起的肌肉痉挛

步骤

■ 患者缓慢地伸展、侧屈颈部，头部朝患侧旋转。

■ 治疗师在患者头上施加轻微向下的压力。

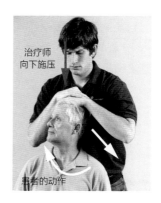

治疗师
向下施压

患者的动作

TMJ AROM

目的	• 评估活动差异性或受限
患者	• 坐位或仰卧位
治疗师	• 站在患者前方
阳性体征解读	• "C"形张口运动提示偏侧关节活动不足 • "S"形张口运动提示可能的肌肉失衡或关节囊炎

注：TMJ（Temporomandibular Joint），颞下颌关节；AROM（active range of motion），主动关节活动范围。

步骤

■ 嘱患者张口或闭口。

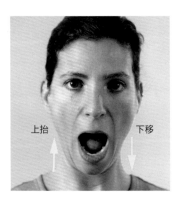

上抬　　　下移

TMJ 运动轨迹

目的	• 评估异常 TMJ 运动轨迹
患者	• 仰卧位
治疗师	• 坐在患者头部侧 • 将示指放入患者耳道（双耳） • 施加轻微的压力
阳性体征解读	• 阳性：下颌偏离上下运动的模式 • 提示张口时，高张力的咬肌偏向一侧 • 可能是关节囊炎

注：TMJ（Temporomandibular Joint），颞下颌关节。

步骤

■ 患者缓慢做全张口、闭口运动。

■ 治疗师观察患者下颌的运动。

■ 治疗师感受患者下颌骨双侧髁突的不对称运动轨迹。

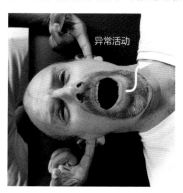

TMJ 三指评估法

目的	● 评估咬肌长度
患者	● 仰卧位
治疗师	● 站在患者侧方
阳性体征解读	● 如果患者不能完成评估即为咬肌肌张力阳性
	● 1 至 1 指半提示中至重度高张力
	● 2 至 2 指半提示轻至中度高张力

注：TMJ（Temporomandibular Joint），颞下颌关节。

步骤

- 嘱患者用非优势手。
- 握拳并在上下切牙之间放 3 个指关节。

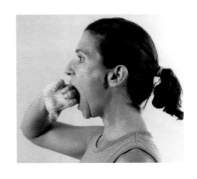

椎动脉评估

目的	• 评估椎动脉受损情况，禁忌任何颈部活动，参阅 PCP
患者	• 仰卧位，颈部和头部伸出治疗床外
治疗师	• 坐在治疗床床头，手支撑患者的头部 • 观察患者的眼睛
阳性体征解读	• 15 秒内，一侧或双侧瞳孔扩大 • 无法回答基本问题，思维逻辑混乱

步骤

- 将患者的颈部在治疗床上活动到过伸位。
- 保持 15 秒。
- 治疗师观察患者瞳孔扩大情况。
- 询问基本问题：姓名、患者现在所在的位置。

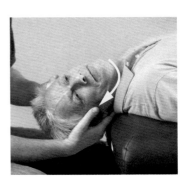

赖特试验

目的	● 评估胸小肌综合征
患者	● 坐位
治疗师	● 站在患者前方
阳性体征解读	● 30 秒内出现症状
	● 提示高张力胸小肌压迫臂丛神经
	● 尺神经卡压：肘部屈曲，腕部伸展
	● 肘和腕关节全伸展
	● 无法回答基本问题，思维逻辑混乱

注：赖特试验（wright test），又称超外展试验。

步骤

■ 患者尽可能地外展手臂。

■ 尺神经：肘部屈曲，腕部伸展。

■ 正中神经：肘部伸展，腕部屈曲。

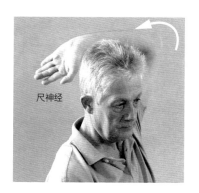

尺神经

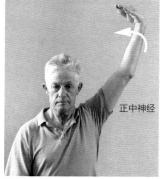

正中神经

评估表

与测试结果相对应的符号和缩写。

（↑=增加；↓=减少；L=轻度；M=中度；S=重度；WNL=正常；+=阳性；−=阴性）

AROM			
动作	身体侧	ROM 结果	疼痛评分
屈曲	R / L	↓ ↑ L M S WNL	L M S
伸展	R / L	↓ ↑ L M S WNL	L M S
旋转	R / L	↓ ↑ L M S WNL	L M S
侧屈	R / L	↓ ↑ L M S WNL	L M S

PROM			
动作	身体侧	ROM 结果	疼痛评分
屈曲	R / L	↓ ↑ L M S WNL	L M S
伸展	R / L	↓ ↑ L M S WNL	L M S
旋转	R / L	↓ ↑ L M S WNL	L M S
侧屈	R / L	↓ ↑ L M S WNL	L M S

MRT			
动作	身体侧	ROM 结果	疼痛评分
屈曲	R / L	↓ ↑ L M S WNL	L M S
伸展	R / L	↓ ↑ L M S WNL	L M S
旋转	R / L	↓ ↑ L M S WNL	L M S
侧屈	R / L	↓ ↑ L M S WNL	L M S

特殊检查		
测试	测试 /ROM 结果	疼痛 / 麻木
艾伦试验：R / L	+ / – L M S WNL	L M S
颈部前屈肌力检查	↓ ↑ L M S WNL	L M S
颈部前外侧肌力检查	↓ ↑ L M S WNL	L M S
压迫试验	+ / –	L M S
分离试验	+ / –	L M S
屈指试验	+ / –	L M S
颈肋综合征试验	+ / –	L M S
颈部后外侧屈曲肌力检查	+ / – L M S WNL	L M S
斜角肌痉挛试验	+ / –	L M S
斜角肌缓解试验	+ / –	L M S
椎间孔挤压试验	+ / –	L M S
斜方肌上部测试	+ / – L M S WNL	L M S
椎动脉评估	+ / – L M S WNL	L M S
赖特试验	↓ ↑ L M S WNL	L M S

TMJ 评估		
测试	测试 /ROM 结果	疼痛 / 麻木
弹响测试	+ / – WNL	L M S
三指评估法	+ / – L M S WNL	L M S

第三章　肩部

肩部肌群

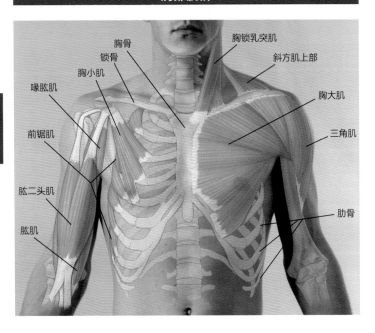

胸骨

锁骨

胸小肌

喙肱肌

前锯肌

肱二头肌

肱肌

胸锁乳突肌

斜方肌上部

胸大肌

三角肌

肋骨

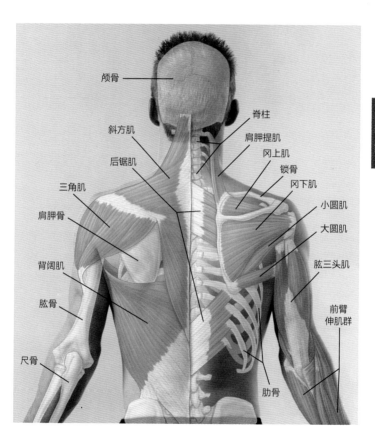

颅骨

斜方肌

后锯肌

三角肌

肩胛骨

背阔肌

肱骨

尺骨

脊柱

肩胛提肌

冈上肌

锁骨

冈下肌

小圆肌

大圆肌

肱三头肌

前臂
伸肌群

肋骨

触发点牵涉
肩关节触发点牵涉模式

肌肉	肩前部	肩后部	肩外侧部	胸肌	前臂	后臂	上背部
三角肌	√				√		
肱二头肌	√				√		
肱肌					√		
喙肱肌	√					√	
深层脊柱肌群							√
膈肌				√			
竖脊肌				√			
冈下肌	√		√		√		√
肋间肌				√			
三角肌中束			√				
背阔肌	√	√				√	√
肩胛提肌						√	√
胸大肌、胸小肌	√						√
三角肌后束		√				√	
腹直肌				√			
菱形肌							√
斜角肌	√	√	√				√
前锯肌							√
上后锯肌		√				√	√
胸骨肌				√			
胸锁乳突肌					√		
锁骨下肌	√				√		
冈上肌	√	√	√				√
大圆肌		√				√	
小圆肌		√				√	
斜方肌		√					√
肱三头肌					√	√	

三角肌

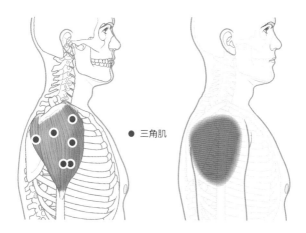

● 三角肌

肱二头肌

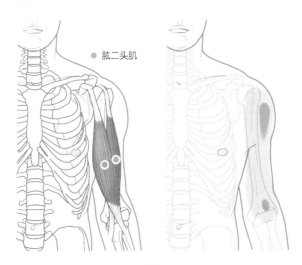

● 肱二头肌

肱肌

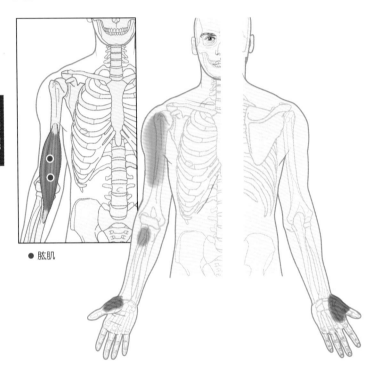

● 肱肌

喙肱肌

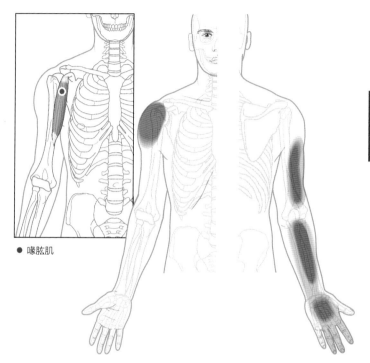

● 喙肱肌

小圆肌和大圆肌

- ● 小圆肌
- ● 大圆肌

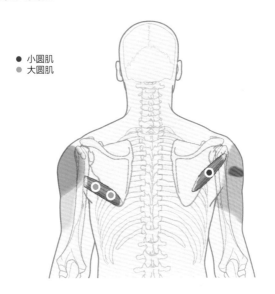

冈上肌和肱三头肌

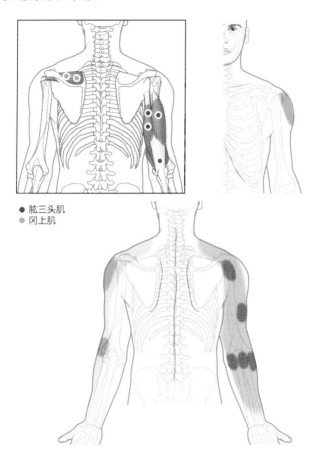

● 肱三头肌
● 冈上肌

肩胛下肌

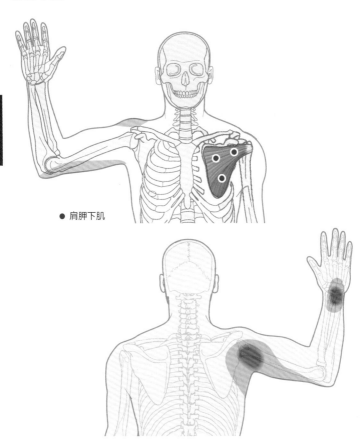

● 肩胛下肌

肩胛提肌和冈下肌

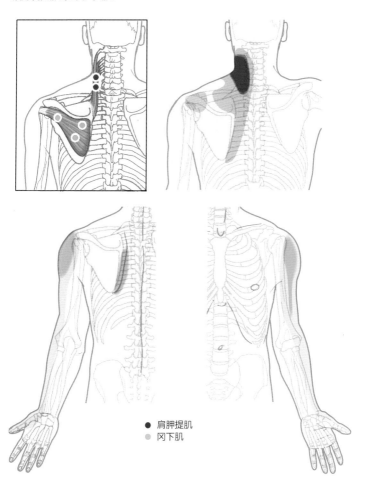

● 肩胛提肌
● 冈下肌

胸大肌和胸小肌

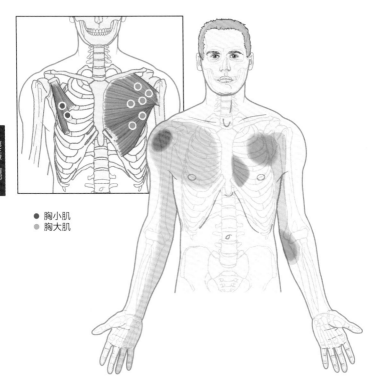

● 胸小肌
● 胸大肌

ROM 评估
AROM

动作	正常 AROM
屈曲	180°
伸展	45°
外展	150°
内收	45° 伴肩关节在身体前方屈曲
内旋	90°
外旋	90°
水平外展	45°
水平内收	135°

目的	• 评估盂肱关节的 AROM • 评估可收缩组织 • 注意疼痛、代偿、活动受限和运动完成的质量
患者	• 坐位或仰卧位
治疗师	• 站在患者面前
阳性体征解读	• 运动时伴有疼痛，表明涉及无力和（或）收缩组织 • 观察肌力减弱时的异常肌肉募集 • 肩外展 50°~120° 时出现的疼痛弧，表明可能存在肩袖损伤

注：ROM（range of motion），关节活动范围；AROM（active range of motion），主动关节活动范围。

步骤

屈曲

- 嘱患者将手臂向前抬起，向天花板的方向抬高。

伸展

- 嘱患者做与屈曲相反的动作并将手臂向身后移动。

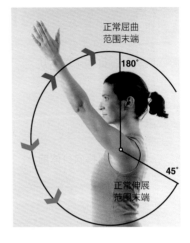

正常屈曲
范围末端

180°

45°

正常伸展
范围末端

外展

- 嘱患者将手臂远离身体中线。

内收

- 嘱患者将手臂拉回身体中线

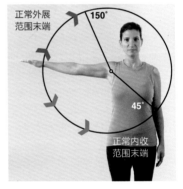

正常外展
范围末端

150°

45°

正常内收
范围末端

水平外展

- 嘱患者将手臂抬高至 90°
  屈曲。
- 嘱患者将手臂在水平面从
  中线向外移。

水平内收

- 嘱患者将手臂抬高至 90°
  屈曲。
- 嘱患者将手臂移向身体前
  方的中线。

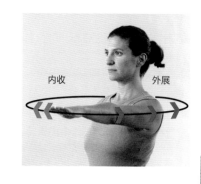

内收   外展

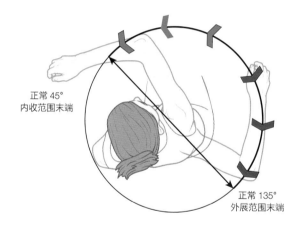

正常 45°
内收范围末端

正常 135°
外展范围末端

内旋

■ 嘱患者将肘部屈曲至90°，前臂处于中立位置，并保持紧贴同侧身体。

■ 嘱患者将手掌移向身体中线。

外旋

■ 嘱患者手臂位置与内旋相同。

■ 嘱患者将手臂从身体中线旋转远离。

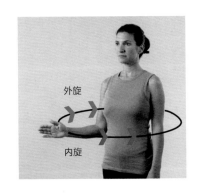

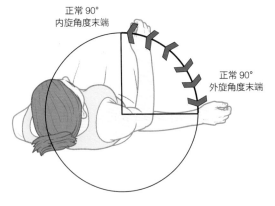

目的	• 评估疼痛的 AROM 动作
	• 评估可能受累的无力组织
	• 确定愈合阶段
	• 评估异常终末感
患者	• 站立位
治疗师	• 站在患者侧方
	• 支撑正在测试的手臂
阳性体征解读	• ROM 中可能的疼痛原因：纤维瘢痕组织受限、关节囊损伤、软组织（即囊性组织）撞击、神经、韧带损伤、骨关节炎和肌肉痉挛
	• 比较 ROM 从右到左的差异
	• 可能受累的无力组织
	• 病变末端感觉可能有疼痛
	• 起始端疼痛——急性或早期愈合期
	• 运动末端疼痛 —— 亚急性损伤
	• 牵伸疼痛——慢性疼痛或脓性炎症；与被动运动相反的向心运动的肌肉也可能参与

注：PROM（passive range of motion），被动关节活动范围；AROM（active range of motion），主动关节活动范围；ROM（range of motion），关节活动范围。

步骤
屈曲
■ 将患者的手臂向前移动直到手掌指向天花板，或达到最大可动范围。

伸展
■ 将患者手臂从屈曲位置向后移动，直至达到最大可动范围。

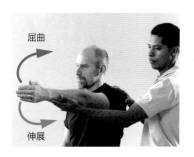

屈曲

伸展

外展
- 将手臂抬离身体，直至达到最大可动范围。

内收
- 从外展位置反方向将手臂拉回，并向前越过身体，直至达到最大可动范围。

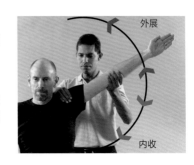

水平外展
- 将患者手臂移动到肩关节 90° 屈曲。
- 将患者手臂从中线移开，直至达到最大可动范围。

水平内收
- 将患者手臂移动到肩关节 90° 屈曲。
- 将患者手臂朝向中线移动，越过身前继续内收。
- 移动直到最大可动范围。

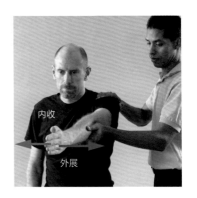

内旋
- 支撑患者肘部并将其紧靠在患者体侧，肘关节屈曲 90°，将手腕和前臂朝向身体移动，直至达到最大可动范围。

外旋
- 支撑肘部并将其紧靠在患者体侧，肘关节屈曲 90°，将手腕和前臂远离身体。

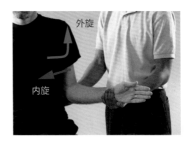

目的	• 评估收缩组织的功能和完整性
	• 与 AROM 和 PROM 结果配合使用
	• 评估运动神经的功能
患者	• 站立位或坐位，手臂处于中立位置，放置在身体两侧
	• 在愈合成熟阶段，手臂放置在最大拉伸位，然后进行测试
治疗师	• 站在被检查手臂侧方
	• 一手稳定肩关节，另一手进行抗阻
阳性体征解读	• 徒手抗阻测试期间的肌力减弱——提示可能存在神经压迫
	• 疼痛——测试期间，位于肌肉中的触发点可能被激发
	• 疼痛提示肌腹、肌腱连接处或腱膜交界处可能存在病变
	• 肌力强的肌肉疼痛提示肌肉/肌腱单元受伤
	• 肌力弱的肌肉疼痛提示组织被拉长或组织损伤
	• 疼痛的严重程度提示受伤的严重程度

注：MRT（manual resistive testing）徒手抗阻测试；AROM（active range of motion），主动关节活动范围；PROM（passive range of motion），被动关节活动范围。

步骤
屈曲

■ 将手放在肘关节远端的前臂上。

■ 在患者的屈曲运动中施加阻力。

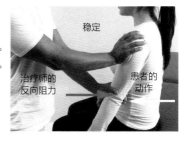

稳定

治疗师的
反向阻力

患者的
动作

伸展

■ 将手放在手臂后部肘关节远端的前臂上。

■ 在患者的伸展运动中施加阻力。

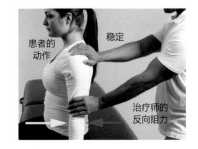

外展

■ 一手稳定患者的肩关节，将手放在患者肘关节远端的前臂上。

■ 将肩关节外展 10°，在患者的外展运动中施加阻力。

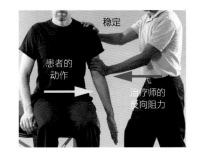

内收

■ 治疗师一只手稳定患者的肩关节（测试侧），另一只手握住患者肘部。

■ 在患者的内收运动中施加阻力。

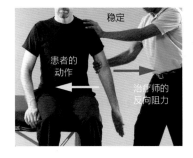

水平外展

- 患者的肘关节伸展。
- 患者肩关节处于 90° 屈曲位，治疗师单手稳定患者肩部。
- 治疗师另一只手在患者的外展运动中施加阻力。

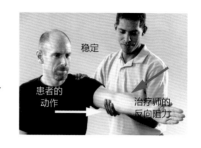

水平内收

- 患者的肘关节伸展，肩关节屈曲 90°。
- 单手稳定肩部。
- 另一手在患者的内收运动中施加阻力。

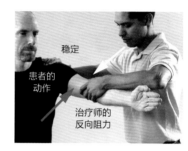

内旋

- 患者的肘关节屈曲 90°。
- 治疗师一只手将患者肘部稳定在患者的躯干侧。
- 当患者试图内旋肩关节时，治疗师另一只手在患者的手腕部施加阻力。

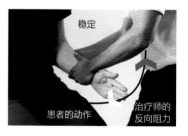

外旋

- 患者的肘关节屈曲 90°。
- 治疗师一只手将患者肘部稳定在患者的躯干侧。
- 当患者试图外旋肩关节时，治疗师另一只手在患者的手腕部施加阻力。

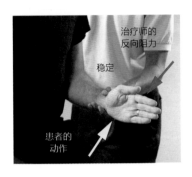

治疗师的反向阻力

稳定

患者的动作

MRT 参考表：盂肱关节								
肌肉	内收	外展	伸展	屈曲	内旋	外旋	水平内收	水平外展
全部三角肌纤维束		√						
三角肌前部					√		√	
肱二头肌				√				
喙肱肌	√			√				
冈下肌	√		√			√		√
背阔肌	√		√		√			
肩胛提肌								
胸大肌	√					√		
胸大肌下部			√					
胸大肌上部					√		√	
胸小肌								
三角肌后部			√			√		√
肩胛下肌					√			
冈上肌		√						

注：MRT（manual resistive testing），徒手抗阻测试。

MRT 参考表：盂肱关节								
肌肉	内收	外展	伸展	屈曲	内旋	外旋	水平内收	水平外展
大圆肌	√				√			
小圆肌	√		√			√		√
斜方肌								
肱三头肌	√		√					

注：MRT（manual resistive testing），徒手抗阻测试。

MRT 肌力减弱及其神经支配		
肌肉	神经支配	功能
喙肱肌	C5~C7	屈曲
三角肌	腋神经 C5~C6	屈曲、伸展、内 / 外旋、外展
冈下肌	C5~C6	外旋
背阔肌	C3~C8	伸展
肩胛提肌	C3~T3	伸展
胸大肌	C1~C3	屈曲
胸小肌	C2~C6	屈曲
大菱形肌	C1	同侧旋转
小菱形肌	C1	伸展
肩胛下肌	C1~ C2	屈曲
冈上肌	C1~ C2	外展
大圆肌	C1	伸展
小圆肌	C1	伸展
斜方肌下部	C3~ C8	对侧旋转
斜方肌中部	C4~ C6	屈曲
斜方肌上部	C3~ C8	外展

注：MRT（manual resistive testing），徒手抗阻测试。

动作	肩胛提肌	胸小肌	大菱形肌	小菱形肌	前锯肌近固定	斜方肌下部	斜方肌中部	斜方肌上部
外展				√	√			√
内收		√					√	
下沉		√			√	√		
内旋	√		√					
上抬	√		√	√				√
外旋						√		√

MRT 参考表：肩胛胸壁关节

注：MRT（manual resistive testing），徒手抗阻测试。

肩部评估参考表：肩关节

评估	肩锁分离	急性、亚急性、慢性损伤	肩前痛	二头肌腱炎	滑囊炎（肩）	ROM	肩周炎	肩侧痛	肩后痛	肩袖损伤	肩部撞击	肌腱炎/肌腱变性	触发点/源性疼痛	高低肩	肩胛骨控制不良
肩关节外展					✓		✓								✓
肩锁关节挤压试验	✓														
肩周炎外展试验			✓			✓	✓								
摸背试验						✓									
AROM		✓			✓	✓	✓		✓			✓		✓	
垂臂试验			✓					✓		✓					
空罐试验			✓					✓		✓	✓			✓	
霍金斯征										✓	✓			✓	
冈下肌肌力检查			✓					✓	✓				✓		
口角环绕包囊试验						✓						✓	✓		

注：AROM（active range of motion），主动关节活动范围。

肩部评估参考表：肩关节

评估	肩锁分离	急性、亚急性、慢性损伤	肩前痛	二头肌腱炎	滑囊炎（肩）	ROM	肩周炎	肩侧痛	肩后痛	肩袖损伤	肩部撞击	肌腱炎/肌腱变性	触发点/源性疼痛	高低肩	肩胛骨控制不良
徒手抗阻测试		√			√			√					√	√	
尼尔试验								√			√			√	
胸小肌长度测试															√
PROM		√			√				√						
肩胛稳定试验							√						√		
肩内收肌长度评估							√								
Speed 试验			√	√		√						√			
肩胛下肌肌力/抬起试验										√					
叶加森试验			√	√											

注：PROM（passive range of motion），被动关节活动范围。

尼尔试验（Neer's test），肩峰撞击诱发试验。

叶加森试验（Yergason's test），肱二头肌抗阻力试验。

第三章 · 肩部

目的	• 评估斜方肌上部和肩胛提肌的肌肉失衡
患者	• 坐位或站立位 • 手臂解剖学姿势
治疗师	• 站在患者前方 • 在运动过程中观察肩关节的顶端
阳性体征解读	• 外展开始时，肩部向耳方向移动表明斜方肌和肩胛提肌紧张 • 也表明斜方肌、前锯肌和冈上肌肌力减弱 • 这种肌力失衡易发生撞击综合征

步骤

■ 嘱患者外展手臂。

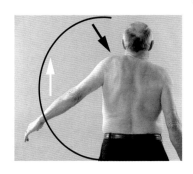

肩锁关节挤压试验

目的	● 评估肩锁关节的状况
患者	● 坐位或站立位
治疗师	● 站在患者的侧方，用双手杯状握住肩部 ◆ 双手掌分别压住锁骨外侧和肩胛冈
阳性体征解读	● 肩锁关节疼痛的被动评估 ● 肩锁关节异常运动的被动评估

步骤

■ 治疗师手呈杯状握住患者肩关节并同时挤压几次。

■ 观察肩锁关节的异常活动。

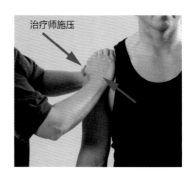

治疗师施压

肩周炎外展试验

目的	● 评估 ROM 中的功能障碍或限制与盂肱关节相关的肩胛骨运动
患者	● 坐位或站立位
治疗师	● 站在患者后方，一只手放在肩胛骨的下角，另一只手握住患者靠近肘部的手臂
阳性体征解读	● 阳性：肩胛骨外展 80° 之前运动 ● 在外展 80° 前出现疼痛，坚韧的末端感觉 ● 由于可能存在的肌肉纤维化和关节囊的粘连阻碍了正常的 ROM

注：ROM（range of motion），关节活动范围。

步骤

- 治疗师慢慢外展患者的手臂。
- 与此同时，治疗师要注意肩胛骨的下角参与运动的情况。

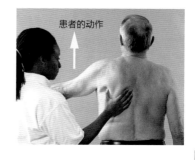

患者的动作

摸背试验

目的	• 评估肩胛带的多种运动模式 • 从左到右比较 ROM
患者	• 坐位或站立位
治疗师	• 观察患者的前后情况
阳性体征解读	• 增加手臂内旋和肩关节外展 • 减少手臂外旋和肩关节内收

注：ROM（range of motion），关节活动范围。

步骤

- 患者将一侧手臂绕过头部，放置在背后向下伸够，手掌侧与背相贴。
- 同时，患者内旋并内收另一侧放在背后的手臂。
- 手背侧朝向背部，拇指指向上方。
- 患者可在背后重复尝试双手钩握动作。

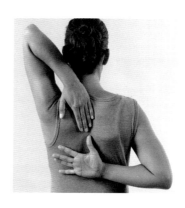

目的	• 评估肩袖肌功能的完整性
患者	• 站立位或坐位
治疗师	• 观察患者的正面和背面的运动情况
阳性体征解读	• 阳性：患者无法稳定或缓慢放下手臂 • 肩峰和肩上部存在运动疼痛 • 变异阳性：当治疗师轻压手臂时，患者的冈上肌的离心收缩被干扰，手臂落到身侧

步骤

■ 嘱患者将手臂外展至90°并保持住。

■ 治疗师从患者面前观察运动，然后从患者后面观察同样的运动。

■ 嘱患者慢慢将手臂向下放到身体同侧。

■ 变异方法：患者重复上述动作。

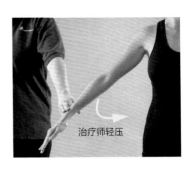

治疗师轻压

■ 当手臂到达躯干侧（25°~30°）前，轻轻压患者的手腕。

目的	• 评估冈上肌腱病变导致的撞击
患者	• 坐位
治疗师	• 在患者前方
阳性体征解读	• 在运动过程中，肩峰和肩外侧二者之一或全部的任意一点的疼痛都表明可能存在撞击综合征 • 在等长收缩期间，肩峰下和肩外侧的疼痛提示冈上肌受累

步骤

- 患者双臂外展 90°。
- 患者稍屈曲肘关节。
- 肩关节屈曲约 30°，像拥抱一个大树干。
- 嘱患者假想每只手中拿着一个罐子。
- 嘱患者倒空假想的罐子（腕关节旋前）。
- 治疗师将手放在肘关节远端。
- 当治疗师施加向下的压力时要求患者保持该体位。

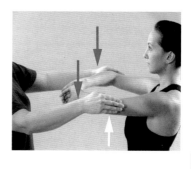

霍金斯征

目的	● 评估肩关节是否存在撞击综合征
患者	● 坐位
治疗师	● 面向患者站立
阳性体征解读	● 阳性：症状重现——肩峰下疼痛
	● 疼痛表明可能存在软组织撞击

步骤

- 患者肩关节被动屈曲至 90°。
- 被动内旋肩关节直到 ROM 最大范围终末端。

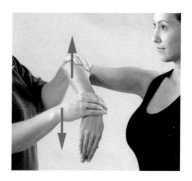

冈下肌肌力检测

目的	● 评估冈下肌是否肌力减弱、紧张；有无肌腱炎
患者	● 坐位或俯卧位
治疗师	● 站在患者前方
阳性体征解读	● 冈下肌的疼痛或肌力减弱，提示测试阳性 ● 外旋肩关节时，胸小肌也参与运动

步骤

■ 嘱患者手臂外展 90°。

■ 肘关节屈曲至 90°。

■ 治疗师在患者的手腕处施压，患者肩关节内旋。

■ 患者外旋抵抗。

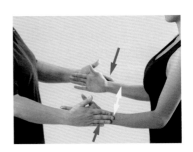

口角环绕包裹试验

目的	● 评估冈下肌中的触发点
患者	● 坐位
治疗师	● 站在患者面前
阳性体征解读	● 阳性：无法接触口的一侧，疑似冈下肌的触发点阻碍了肌肉全收缩

步骤

■ 嘱患者将手臂向后环绕头部并尝试触摸对侧口角。

■ 嘱患者保持颈部直立。

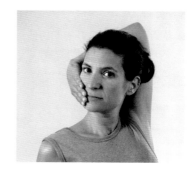

Neer 撞击试验

目的	● 评估冈上肌腱、冈下肌、肱二头肌长头的撞击性退行性肌腱炎和肌腱断裂；评估惰性组织病变
患者	● 坐位
治疗师	● 站在患者后方 ● 一只手稳定肩关节顶部，另一只手握住被测手臂的腕部
阳性体征解读	● 阳性：肩峰下或肩峰的前缘出现疼痛 ● 当手臂在外旋或内旋位抬高时，软组织在喙肩韧带下方穿行（如果肩峰下间隙不足，则会产生疼痛）

步骤

■ 治疗师内旋上臂并被动屈曲至最大角度，同时稳定肩胛骨。

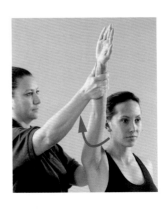

胸小肌长度测试

目的	• 评估胸小肌的比较长度
患者	• 仰卧位
治疗师	• 站在治疗床头侧 • 将手放在肩上，手掌放在待测试肩关节下方，掌侧面向患者
阳性体征解读	• 比较左右两侧差异 • 阳性：ROM 缩短侧

步骤

■ 治疗师将患者肩部压向治疗床。

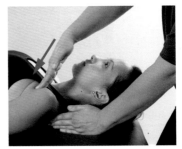

肩胛稳定试验

目的	• 评估前锯肌无力
患者	• 站立位 • 双臂 90° 屈曲支撑在墙上
治疗师	• 从后面观察患者的肩胛骨
阳性体征解读	• 运动起始阶段肩胛骨下角翼展（翼状肩胛产生） • 前锯肌肌力减弱或胸长神经损伤 • 肩胛骨过度运动表明肩胛带稳定性差

步骤
■ 要求患者双臂支撑在墙上
（进行推墙测试）。

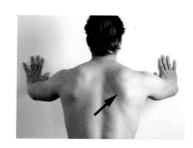

肩内收肌长度测试

目的	• 评估背阔肌和大圆肌的相对长度
患者	• 仰卧位 • 屈髋、屈膝、双足平放 • 骨盆后倾
治疗师	• 站在患者侧方
阳性体征解读	• 阳性：肩关节无法到达完全屈曲活动范围 • 手臂无法紧贴治疗床面

步骤

■ 嘱患者进行双侧肩关节全范
  围屈曲。

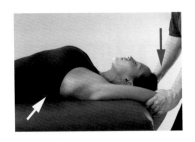

肩部牵拉试验

目的	● 评估前脱位引起的盂肱关节失稳情况
患者	● 仰卧位
治疗师	● 站在治疗床侧方
阳性体征解读	● 患者通过语言或面部表情表现出担忧，紧张的迹象

步骤

■ 患者非测试侧手臂支撑在治
  疗床面固定上半身。

■ 被动外展、外旋患者肩关节
  至 90°。

■ 继续增加外旋角度。

■ 治疗师观察患者面部焦虑和
  恐惧的表情。

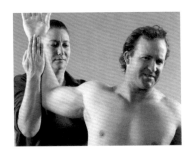

速度试验

目的	● 评估结节间沟中肱二头肌长头是否受累
患者	● 站立位
治疗师	● 站在患者前方
阳性体征解读	● 对于肌腱病变来说，肱二头肌沟的疼痛提示阳性
	● 可能是肱二头肌长头肌腱炎或软组织损伤

步骤

■ 患者的肩关节屈曲至 90°。

■ 肘部伸展。

■ 前臂旋后。

■ 治疗师将手放在肘关节近端。

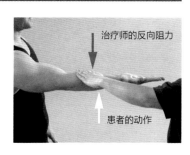

治疗师的反向阻力

患者的动作

肩胛肌肌力 / 抬起试验

目的	● 评估肩胛下肌的力量
患者	● 站立位
治疗师	● 站在患者后方
阳性体征解读	● 阳性：若患者无法将手抬离背部，则肌力下降

步骤

- 患者内旋手臂。
- 将手臂放在后面。
- 肘屈曲 90°。
- 嘱患者将手臂抬离后背。

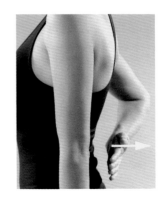

叶加森试验

目的	• 评估肱骨头横韧带和肱二头肌腱的完整性
患者	• 坐位，肘屈曲至 90°
治疗师	• 站在患者前方
阳性体征解读	• 阳性：腱沟区疼痛或治疗师感觉肌腱滑出腱沟

步骤

- 患者的上臂紧靠躯干，稳定肩部。
- 治疗师扪及肱二头肌腱。
- 嘱患者旋后、外旋手臂，抵抗治疗师阻力。

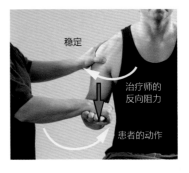

稳定

治疗师的反向阻力

患者的动作

与测试结果对应的圆圈符号或缩写。

（↑ = 增加；↓ = 减少；L= 轻度；M = 中等；S= 严重；WNL= 正常；+ = 阳性；– = 阴性）

AROM					
动作	身体侧	ROM 结果			疼痛评分
屈曲	R / L	↓　↑　L　M　S　WNL			L　M　S
伸展	R / L	↓　↑　L　M　S　WNL			L　M　S
内收	R / L	↓　↑　L　M　S　WNL			L　M　S
外展	R / L	↓　↑　L　M　S　WNL			L　M　S
内旋	R / L	↓　↑　L　M　S　WNL			L　M　S
外旋	R / L	↓　↑　L　M　S　WNL			L　M　S
水平内收	R / L	↓　↑　L　M　S　WNL			L　M　S
水平外展	R / L	↓　↑　L　M　S　WNL			L　M　S
环转	R / L	↓　↑　L　M　S　WNL			L　M　S

PROM					
动作	身体侧	ROM 结果			疼痛评分
屈曲	R / L	↓　↑　L　M　S　WNL			L　M　S
伸展	R / L	↓　↑　L　M　S　WNL			L　M　S
内收	R / L	↓　↑　L　M　S　WNL			L　M　S
外展	R / L	↓　↑　L　M　S　WNL			L　M　S
内旋	R / L	↓　↑　L　M　S　WNL			L　M　S
外旋	R / L	↓　↑　L　M　S　WNL			L　M　S
水平内收	R / L	↓　↑　L　M　S　WNL			L　M　S
水平外展	R / L	↓　↑　L　M　S　WNL			L　M　S
环转	R / L	↓　↑　L　M　S　WNL			L　M　S

MRT				
动作	身体侧	力量结果		疼痛评分
屈曲	R / L	↓ ↑ L M S WNL		L M S
伸展	R / L	↓ ↑ L M S WNL		L M S
内收	R / L	↓ ↑ L M S WNL		L M S
外展	R / L	↓ ↑ L M S WNL		L M S
内旋	R / L	↓ ↑ L M S WNL		L M S
外旋	R / L	↓ ↑ L M S WNL		L M S
水平内收	R / L	↓ ↑ L M S WNL		L M S
水平外展	R / L	↓ ↑ L M S WNL		L M S
环转	R / L	↓ ↑ L M S WNL		L M S

特殊检查				
测试	身体侧	ROM 结果		疼痛 / 麻木
肩关节外展	R / L	+ / – L M S WNL		L M S
肩锁关节挤压试验	R / L	+ / – L M S WNL		L M S
肩周炎外展试验	R / L	+ / – L M S WNL		L M S
Apley 摸背试验	R / L	+ / – L M S WNL		L M S
垂臂试验	R / L	+ / – L M S WNL		L M S
空罐试验	R / L	+ / – L M S WNL		L M S
霍金斯征	R / L	+ / – L M S WNL		L M S
冈下肌肌力检查	R / L	+ / – L M S WNL		L M S
口角环绕包裹试验	R / L	+ / – L M S WNL		L M S
尼尔试验	R / L	+ / – L M S WNL		L M S
胸大肌长度测试	R / L	↓ ↑ L M S WNL		L M S
胸小肌长度测试	R / L	↓ ↑ L M S WNL		L M S
肩胛稳定测试	R / L	+ / – L M S WNL		L M S
肩内收肌长度测试	R / L	↓ ↑ L M S WNL		L M S
肩部牵拉试验	R / L	↓ ↑ L M S WNL		L M S
速度试验	R / L	+ / – L M S WNL		L M S
肩胛下肌肌力检查	R / L	+ / – L M S WNL		L M S
叶加森试验	R / L	+ / – L M S WNL		L M S

第四章　肘部和腕手部

前面观

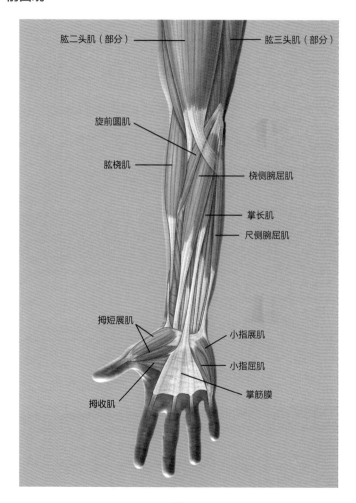

肱二头肌（部分）

肱三头肌（部分）

旋前圆肌

肱桡肌

桡侧腕屈肌

掌长肌

尺侧腕屈肌

拇短展肌

小指展肌

小指屈肌

掌筋膜

拇收肌

99

后面观

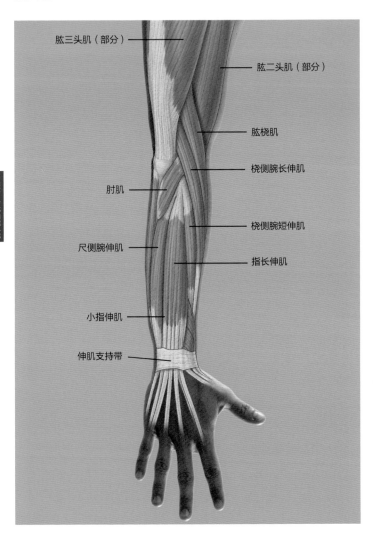

肱三头肌（部分）

肱二头肌（部分）

肱桡肌

桡侧腕长伸肌

肘肌

桡侧腕短伸肌

尺侧腕伸肌

指长伸肌

小指伸肌

伸肌支持带

肌肉	肘部外侧 （桡侧）	前臂外侧 （桡掌）	前臂内侧 （尺侧）	肘部内侧 （尺侧）
肘肌	√			
肱肌		√		
肱桡肌	√	√		
喙肱肌		√		
前臂伸肌群	√			
尺侧腕屈肌			√	
肩屈肌群		√		
冈下肌		√		
背阔肌				√
掌长肌				√
胸大肌			√	√
胸小肌			√	√
旋前肌				√
斜角肌		√		
前锯肌			√	√
后上锯肌			√	√
旋后肌	√			
冈上肌	√	√		
大圆肌		√		
肱三头肌	√	√	√	√
腕伸肌群		√		

第四章 肘部和腕手部

肘肌和旋后肌

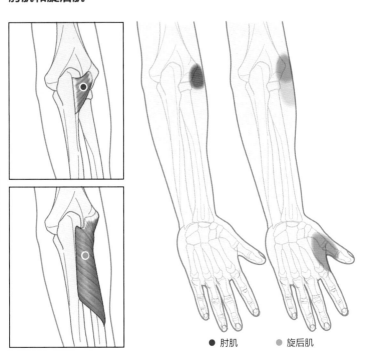

第四章 肘部和腕手部

● 肘肌　　　● 旋后肌

掌长肌和旋前圆肌

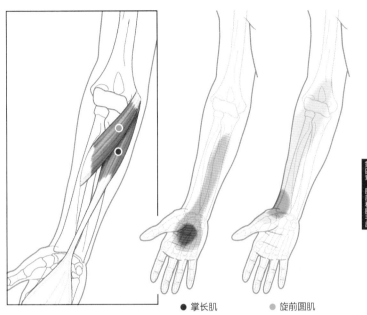

● 掌长肌　　　● 旋前圆肌

肱桡肌

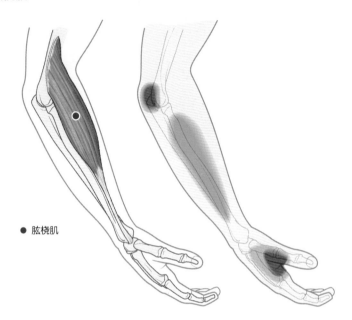

● 肱桡肌

腕屈肌和指屈肌

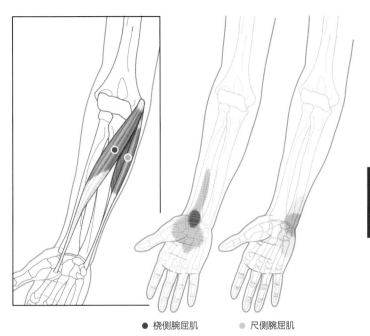

● 桡侧腕屈肌　　　● 尺侧腕屈肌

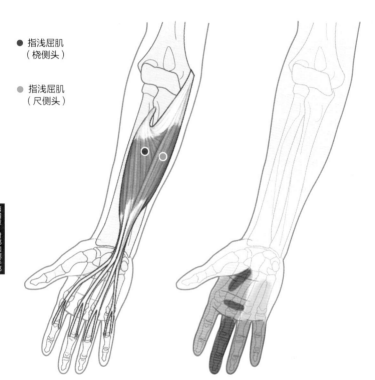

● 指浅屈肌
（桡侧头）

● 指浅屈肌
（尺侧头）

腕部和手部触发点牵涉模式

肌肉	手指背侧	腕和手背侧	手/手指麻木	手指掌侧	腕和手掌侧	拇指
拇收肌						√
肱肌			√			√
肱桡肌						√
喙肱肌		√	√			
桡侧腕短伸肌			√			
桡侧腕长伸肌						√
指长伸肌	√					
伸肌群		√				
尺侧腕伸肌			√			
指屈肌			√	√		
拇长屈肌						√
冈下肌						√
背阔肌	√	√		√	√	
拇对掌肌					√	√
掌长肌					√	
胸大肌					√	
胸小肌	√		√		√	
旋前圆肌			√		√	
斜角肌	√	√	√			√
前锯肌				√	√	
后上锯肌		√	√			
肩胛下肌		√				
旋后肌			√			√
小圆肌						
肱三头肌	√		√	√		
腕屈肌群					√	

注：手指，为除拇指外，其余四指。

腕伸肌

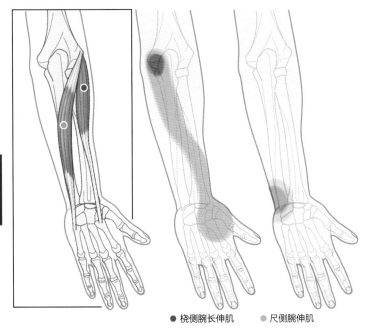

● 桡侧腕长伸肌　　● 尺侧腕伸肌

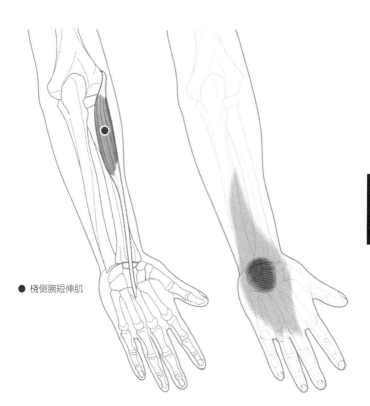

● 桡侧腕短伸肌

指伸肌

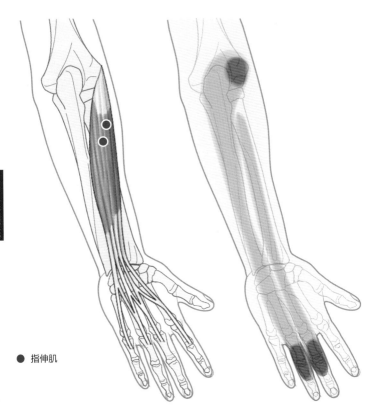

● 指伸肌

拇对掌肌

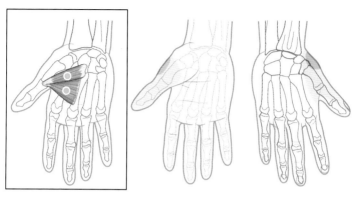

● 拇对掌肌

● 拇收肌

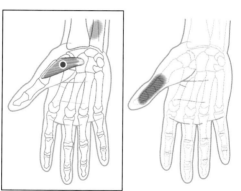

拇长屈肌

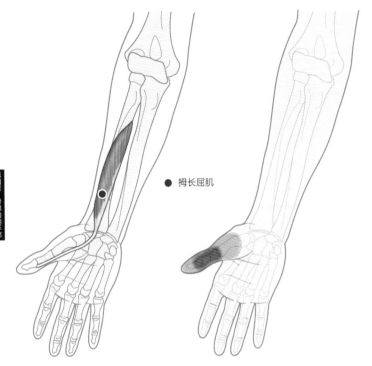

● 拇长屈肌

关节	动作	正常 AROM
肘关节	屈曲	145°
	过伸	10°
桡尺关节	旋后	90°
	旋前	90°

目的	● 评估肘关节可达到的 ROM；为进一步评估提供基线参考
患者	● 坐位
治疗师	● 站立在患者前方
阳性体征解读	● 阳性体征：疼痛或 ROM 减小。患者通常在有阻力情况下感受到疼痛 ● 疼痛表明组织收缩、惰性组织或关节存在病变，如关节炎、韧带损伤或关节囊损伤、高渗状态、神经压迫、肌腱炎、囊肿、腱鞘炎和活动性触发点牵涉

注：ROM（range of motion），关节活动范围；AROM（active range of motion），主动关节活动范围。

步骤
屈曲
■ 嘱患者屈曲肘关节。

过伸
■ 嘱患者从中立位伸直肘关节。

旋前
■ 嘱患者从中立位屈曲肘关节。
■ 嘱患者将手掌旋向内转向地面。

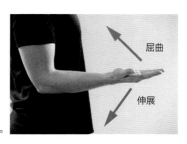

屈曲

伸展

旋后

- 嘱患者从中立位屈曲肘关节。
- 嘱患者将手掌旋向外转向天花板。

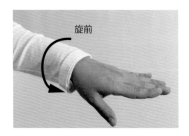

旋前

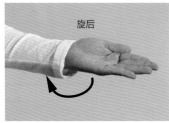

旋后

PROM：肘关节

目的	• 确认受累的惰性组织、愈合阶段和关节末端感觉
患者	• 仰卧位或坐位 • 在肱骨远端下方垫一毛巾以支撑手臂
治疗师	• 站于治疗床侧方 • 一只手固定肱骨 • 另一只手握住桡骨和尺骨远端
阳性体征解读	• 疼痛或 ROM 减小：异常末端感觉 • 在 PROM 末端过压时出现为慢性疼痛 • 在 PROM 起点至中段范围出现为急性疼痛 • 在近 PROM 末端出现为亚急性疼痛

注：PROM（passive range of motion），被动关节活动范围。

步骤

屈曲
- 嘱患者屈曲肘关节。

过伸
- 嘱患者从中立位伸直肘关节。

旋后
- 嘱患者从中立位屈曲肘关节。
- 嘱患者将手掌向外转向天花板。

旋前
- 嘱患者从中立位屈曲肘关节。
- 嘱患者将手掌向内转向地面。

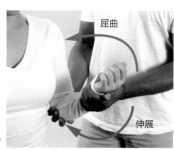

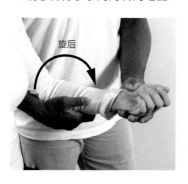

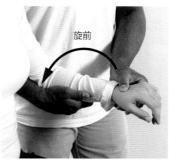

目的	● 评估肌力、促进运动能力、受损肌肉和可能受累结构
患者	● 坐位，手臂屈曲 90°
治疗师	● 站立，固定患者上臂
阳性体征解读	● 有力无痛：所测肌腹 / 肌腱无损伤或神经损伤
	● 有力有痛：所测肌腹 / 肌腱微小损伤
	● 无力有痛：所测肌腹 / 肌腱可能部分撕裂；可能由疼痛性抑制的肌肉所致，多见于骨折、肿瘤或触发点
	● 无力无痛：所测肌肉神经支配受影响；结合神经检查结果；或可能存在肌腹或肌腱的完全断裂

注：MRT（manual resistive testing），徒手抗阻测试。

步骤

屈曲

■ 嘱患者屈曲肘关节。
■ 治疗师抵抗患者的动作。

过伸

■ 嘱患者从中立位伸直肘关节。
■ 治疗师抵抗患者的动作。

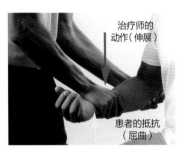

治疗师的
动作（伸展）

患者的抵抗
（屈曲）

旋后

■ 肘关节屈曲，从中立位开始。
■ 患者将手掌转向天花板。

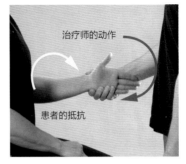

治疗师的动作

患者的抵抗

旋前

■ 肘关节屈曲，从中立位开始。
■ 患者将手掌转向地面。

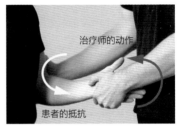

治疗师的动作

患者的抵抗

MRT 参考表：肘关节		
肌肉	伸展	屈曲
肘肌	√	
肱二头肌		√
肱肌		√
肱桡肌		√
桡侧腕短伸肌（辅助）		√
桡侧腕长伸肌（辅助）		√
桡侧腕屈肌		√
尺侧腕屈肌（辅助）		√
掌长肌		√
旋前圆肌（辅助）		√
肱三头肌		

注：MRT（manual resistive testing），徒手抗阻测试。

AROM：腕关节和前臂远端

动作	正常 AROM（在桡腕关节处）
屈曲	80°~90°
伸展	70°~90°
尺偏	30°~45°
桡偏	15°

目的	• 为进一步测试提供基线参考，观察患者疼痛反应 • 运动模式和运动质量 • 受限部位 • 运动中疼痛出现的部位
患者	• 坐位
治疗师	• 站立于患者侧方
阳性体征解读	• ROM 减小，ROM 内疼痛

注：AROM（active range of motion），主动关节活动范围。

步骤

屈曲

■ 前臂旋前。

■ 嘱患者向地面方向弯曲手腕。

伸展

■ 前臂旋前。

■ 嘱患者向天花板方向弯曲手腕。

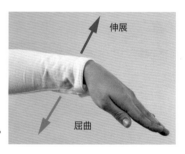

尺偏

- 腕关节中立位。
- 嘱患者向小指方向弯曲手腕。

桡偏

- 腕关节中立位。
- 嘱患者向拇指方向弯曲手腕。
  - 注意：桡偏或尺偏时，不应出现附属运动。
  - 需对患者主诉有症状的复合运动进行测试。

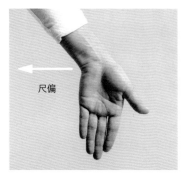

尺偏

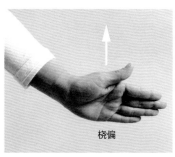

桡偏

PROM: 腕关节和前臂远端

目的	● 评估关节末端感觉
	● 评估疼痛部位、受限模式
患者	● 坐位，前臂支撑于治疗床
	● 腕关节悬于治疗床缘外，手掌向下
治疗师	● 站立于患者前方
阳性体征解读	● 屈曲 / 伸展 / 尺偏：末端感觉为紧实的组织牵拉感
	● 桡偏：末端感觉较硬，ROM 内疼痛
	● 在 ROM 起始处出现为急性疼痛
	● 在近 ROM 终末端或在 ROM 终末端出现为亚急性疼痛
	● 在过压或牵拉时出现为慢性疼痛

注：PROM（passive range of motion），被动关节活动范围；ROM（range of motion），关节活动范围。

步骤

屈曲

- 固定前臂。
- 治疗师屈曲患者腕部。
- 治疗师在手背侧施加压力。

伸展

- 固定前臂。
- 治疗师通过推掌侧来伸腕。

桡偏

- 固定前臂。
- 患者手和前臂置于治疗床上，掌面向下。

尺偏

- 固定前臂。
- 治疗师在拇指侧施加压力。

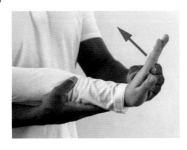

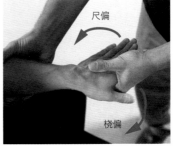

尺偏

桡偏

目的	● 评估肌力、促进运动能力、受损肌肉和可能受累结构
患者	● 腕和前臂置于治疗床面上
治疗师	● 站立
阳性体征解读	● 有力无痛：所测肌腹 / 肌腱无损伤或神经损害
	● 有力有痛：所测肌腹 / 肌腱微小损伤
	● 无力有痛：所测肌腹 / 肌腱可能部分撕裂；可能由疼痛性抑制的肌肉所致，多见于骨折、肿瘤或触发点
	● 无力无痛：所测肌肉神经支配受影响；结合神经检查结果；或可能存在肌腹或肌腱的完全断裂

注：MRT（manual resistive testing），徒手抗阻测试。

步骤
屈曲
■ 患者手部旋后。
■ 治疗师尝试伸展患者的腕部。
■ 患者抵抗。

伸展
■ 患者手部旋前。
■ 治疗师尝试屈曲患者的腕部。
■ 患者抵抗。

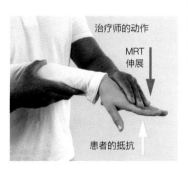

治疗师的动作

MRT
伸展

患者的抵抗

桡偏

■ 患者手部位于中立位。

■ 治疗师抵抗患者阻力，将其手推向尺侧。

尺偏

■ 患者手部位于中立位。

■ 治疗师抵抗患者阻力，将其手推向桡侧。

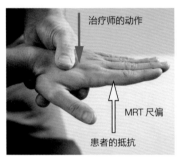

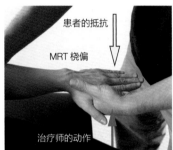

MRT 参考表：腕关节				
肌肉	外展（桡偏）	内收（尺偏）	伸展	屈曲
桡侧腕伸短肌	√		√	
桡侧腕伸长肌	√		√	
尺侧腕伸肌		√	√	
指长伸肌（辅助）			√	
桡侧腕屈肌	√			√
尺侧腕屈肌		√		√
指浅屈肌				√
指深屈肌				√
掌长肌				√

注：MRT（manual resistive testing），徒手抗阻测试。

MRT 参考表：拇指					
肌肉	外展	内收	伸展	屈曲	对掌
拇短展肌	√				
拇短展肌（辅助）					√
拇收肌	√		√		
拇收肌（辅助）		√			
拇短伸肌				√	
拇长伸肌			√		
拇短屈肌			√	√	
拇短屈肌（辅助）					√
拇长屈肌				√	
拇对掌肌					√
掌侧骨间肌（第1）		√	√	√	

注：MRT（manual resistive testing），徒手抗阻测试。

MRT 参考表: 第 2~5 指					
肌肉	第 2~4 指外展	第 2~5 指内收	第 2~5 指伸展	第 2~5 指屈曲	第 2~5 指对掌
小指展肌（第 5）	√				
小指展肌（辅助）					√
骨间背侧肌（2~4）	√				
骨间背侧肌（2~4，辅助）			√	√	
指伸肌			√		
示指伸肌（第 2）			√		
示指伸肌（第 2，辅助）		√			
小指短屈肌（第 5）				√	
小指短屈肌（辅助）					√
指深屈肌				√	
指浅屈肌				√	
蚓状肌			√	√	
小指对掌肌					√
骨间掌侧肌（第 2、第 4 和第 5，辅助）			√		
骨间掌侧肌（第 2~4，辅助）				√	
骨间掌侧肌（第 2、第 4 和第 5）		√			

注: MRT（manual resistive testing），徒手抗阻测试。

MRT 肌力减弱和神经受累

肌肉	受累神经	功能
拇短展肌	C7~C8 正中神经	外展：拇指
拇长展肌	C7~C8 桡神经	
拇收肌	C8~T1 尺神经	
肘肌	C6~C8 桡神经	伸展：肘
肱二头肌	C5~C6 肌皮神经	屈曲：肘
肱肌		
肱桡肌	C5~C6 桡神经	
桡侧腕短伸肌	C7~C8 桡神经	伸展：腕
桡侧腕长伸肌	C6~C7 桡神经	
尺侧腕伸肌	C7~C8 桡神经	伸展：手指
指伸肌		伸展：拇指
拇短伸肌		
拇长伸肌		
桡侧腕屈肌	C6~C7 正中神经	屈曲：腕
尺侧腕屈肌	C7~T1 尺神经	
指深屈肌	C8~T1 正中神经	屈曲：手指
指浅屈肌		
拇长屈肌	C7~C8 正中神经	伸展：拇指
掌长肌		屈曲：腕
旋前方肌		旋前：前臂
旋前圆肌		
旋后肌	C6~C7 桡神经	旋后：前臂
肱三头肌	C6~C8 桡神经	伸展：肘

注：手指，除拇指外的其余四指。

注：MRT（manual resistive testing），徒手抗阻测试。

评估参考表：肘、腕和手部

评估	AROM	拇短展肌	屈肘伸肌腱炎	Finklestein试验	屈肌(Froment)试验 弗罗门特试验(拇示指夹捏试验)	肱骨内上髁炎	MRT	Phalen试验(腕掌屈试验)	PROM	旋前圆肌韧带应力	桡侧副韧带应力	网球肘韧带检查	蒂内尔(Tinel)征(神经干叩击征)	尺侧副韧带应力	腕伸韧带应力	腕屈韧带应力
腕管综合征	√							√					√			
前臂和肘关节背侧疼痛										√	√					
肘外侧痛			√									√				
肘内侧痛					√	√										
过度紧张	√	√					√	√	√							
肌肉拉伤	√	√					√		√							
1~3指麻木							√	√								
第5、第4和第3指1/2麻木	√									√						
肌腱炎	√						√	√	√							
肌腱滑膜炎	√			√					√							
扳机指	√								√							
触发点	√	√					√									
腕关节前后疼痛	√						√		√		√				√	
腕关节尺侧疼痛	√						√			√				√		
腕关节扭伤	√						√		√		√					√

126

拇短展肌肌力检查

目的	● 评估拇短展肌的肌力
患者	● 坐位
	● 前臂旋后，拇指外展
治疗师	● 站在患者前方
阳性体征解读	● 不能将拇指维持在外展位置意味着拇短展肌无力

步骤

■ 治疗师在拇指近节指骨处施
加与运动方向相反的压力。

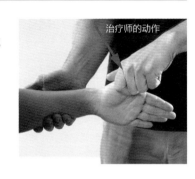

治疗师的动作

屈肘评估

目的	● 通过尺侧腕屈肌来评估尺神经受压情况（肘管综合征）
患者	● 坐位
治疗师	● 面对患者站立
阳性体征解读	● 1 分钟内将重现症状

步骤

■ 嘱患者屈曲双侧肘关节。

■ 前臂旋后。

■ 腕关节过伸。

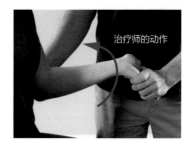

治疗师的动作

伸肌腱炎评估

目的	• 伸肌总腱肌腱炎的测试
患者	• 坐位，肘伸展
	• 腕关节在微微伸展位旋前
	• 嘱患者维持此姿势
治疗师	• 面对患者站立
阳性体征解读	• 伸肌总腱处疼痛和无力为阳性体征

步骤

■ 治疗师尝试将患者腕关节屈曲。

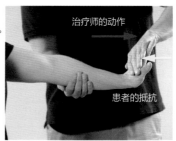

治疗师的动作

患者的抵抗

Finklestein 试验

目的	● 桡骨茎突狭窄性腱鞘炎
患者	● 坐位，肘伸展 ● 腕关节微微伸展位旋前 ● 嘱患者维持此姿势
治疗师	● 面对患者站立
阳性体征解读	● 伸肌总腱处疼痛和无力为阳性体征

步骤

■ 患者屈曲拇指横于掌面。

■ 其余四指握住拇指。

■ 被动或主动，治疗师外展患者腕关节（尺偏）。

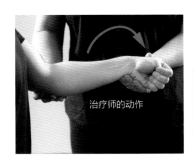

治疗师的动作

屈肌腱炎评估

目的	● 检查屈指肌腱炎
患者	● 坐位，肘伸展，腕关节旋后，轻微屈曲
治疗师	● 面对患者站立
阳性体征解读	● 屈指肌腱处疼痛和无力为阳性体征

步骤

■ 嘱患者维持此位置。

■ 治疗师尝试将患者腕关节伸展。

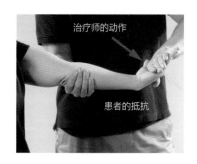

治疗师的动作

患者的抵抗

拇示指夹捏征

目的	● 检查尺神经损伤或内收肌肌力减弱
患者	● 坐位
治疗师	● 坐位，面对患者
阳性体征解读	● 阳性体征：不能握住纸张
	● 内收肌肌力减弱或无力使拇指末端出现屈曲

步骤

■ 嘱患者夹紧拇指和示指间的纸。

■ 治疗师尝试将纸从患者手中抽出。

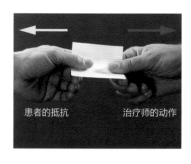

患者的抵抗

治疗师的动作

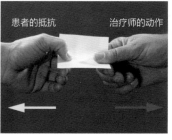

患者的抵抗

治疗师的动作

肱骨内上髁炎检查

目的	• 鉴别表现为肱骨内上髁炎（高尔夫球肘）
患者	• 坐位，肘和腕关节伸展
治疗师	• 面对患者站立 • 一只手固定，另一只手触诊肱骨内上髁
阳性体征解读	• 由于腕屈肌群出现远端应力，因此以肱骨内上髁出现疼痛为阳性体征

步骤

■ 治疗师抵抗患者的肘关节屈曲。

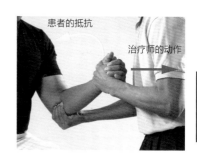

患者的抵抗

治疗师的动作

腕掌屈试验

目的	• 正中神经卡压或腕管综合征（carpal tunnel syndrome, CTS）的检查
患者	• 坐位，双手手背相对
治疗师	• 面对患者站立
阳性体征解读	• CTS 症状重现：拇指、示指及 1/2 中指出现麻刺感或疼痛

步骤

■ 嘱患者将靠在一起的手背互相压，维持该位置 1 分钟。

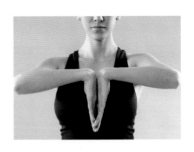

旋前圆肌评估

目的	● 由旋前圆肌引起的正中神经卡压或 CTS
患者	● 坐位，肘关节屈曲 90°
治疗师	● 面对患者站立 ● 一只手握住肘关节以维持稳定 ● 另一只手握住患者的手（握手姿势）
阳性体征解读	● CTS 症状重现：拇指、示指及 1/2 中指出现麻刺感或疼痛

注：CTS（carpal tunnel syndrome），腕管综合征。

步骤

■ 嘱患者维持此姿势。

■ 治疗师尝试伸展患者的肘关节，同时旋后患者的前臂。

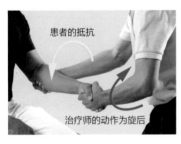

患者的抵抗

治疗师的动作为旋后

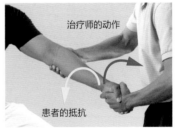

治疗师的动作

患者的抵抗

桡侧韧带应力测试

目的	● 检查内收肌群拉伤或尺侧副韧带扭伤
患者	● 坐位，受试侧手部旋后
治疗师	● 面对患者站立 ● 一只手在患者腕关节近端固定住腕部
阳性体征解读	● 若存在尺侧副韧带损伤，可出现疼痛或关节过度活动 ● 若存在尺侧腕伸肌或尺侧腕屈肌扭伤，则会引起损伤部位出现局部疼痛

步骤

■ 治疗师用另一只手将患者受试侧手被动移至腕关节外展位（桡偏）。

■ 在 ROM 末端施加压力。

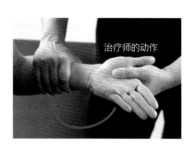

治疗师的动作

网球肘检查

目的	● 评估肱骨外上髁炎
患者	● 坐位，上肢屈曲 70°，握拳，腕关节伸展
治疗师	● 面对患者站立
阳性体征解读	● 肱骨外上髁处出现疼痛表明存在肱骨外上髁炎

步骤

■ 治疗师施加抵抗患者腕关节
伸展的力量。

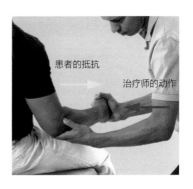

患者的抵抗

治疗师的动作

神经干叩击征

目的	● 正中神经激惹性评估
患者	● 坐位，肘关节屈曲 90°
治疗师	● 面对患者站立
阳性体征解读	● CTS 症状重现：拇指、示指及 1/2 中指出现麻刺感或疼痛

注：CTS（carpal tunnel syndrome），腕管综合征。

步骤

■ 治疗师反复在腕管处叩击。

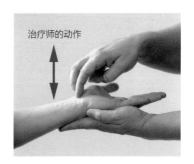

治疗师的动作

目的	● 腕外展肌群扭伤或桡侧副韧带损伤评估
患者	● 坐位，受试侧手旋后
治疗师	● 面对患者站立 ● 一只手在患者腕关节近端固定住患者腕部
阳性体征解读	● 若存在桡侧副韧带损伤，可出现疼痛或关节过度活动 ● 若存在桡侧腕屈肌、桡侧腕长伸肌和桡侧腕短伸肌扭伤，则会引起损伤部位的局部疼痛

步骤

■ 治疗师用非固定侧手将患者受试侧手被动移至腕关节尺偏位。

■ 在 ROM 末端施加压力。

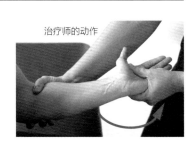

治疗师的动作

目的	● 腕屈肌群扭伤或掌侧腕部韧带损伤评估
患者	● 坐位，受试侧手旋前
治疗师	● 治疗师一只手在患者腕关节近端固定住患者腕部 ● 将另一只手的手掌与患者掌面相对
阳性体征解读	● 屈肌扭伤将呈现出屈肌群处疼痛 ● 腕关节伸展时出现关节背侧疼痛可提示伸肌腱鞘炎 ● 桡腕掌侧韧带扭伤可伴或不伴关节处的疼痛和过度活动

步骤

■ 治疗师尝试将患者腕关节伸展。

■ 在关节活动范围末端施加压力。

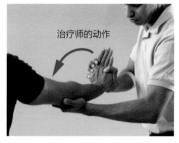

治疗师的动作

腕屈韧带应力检查

目的	● 腕伸肌群扭伤或背侧腕部韧带损伤评估
患者	● 坐位，受试侧手旋前
治疗师	● 面向患者站立 ● 一只手在患者腕关节近端固定住腕部
阳性体征解读	● 伸肌扭伤将呈现出伸肌群处局部疼痛 ● 桡腕背侧韧带扭伤将出现关节处的疼痛和过度活动

步骤

■ 治疗师尝试将患者腕关节屈曲。

■ 在 ROM 末端施加压力。

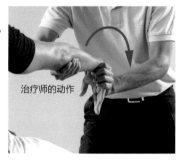

治疗师的动作

在表中的符号或缩写处圈出与结果一致的结果

（↑ = 增加； ↓ = 减少； L= 轻度； M= 中度； S= 重度；
WNL= 正常； + = 阳性； – = 阴性）

肘关节 AROM				
动作	身体侧	ROM 结果		疼痛评分
屈曲	右 / 左	↑ ↓ L M S WNL		L M S
伸展	右 / 左	↑ ↓ L M S WNL		L M S
旋后	右 / 左	↑ ↓ L M S WNL		L M S
旋前	右 / 左	↑ ↓ L M S WNL		L M S

肘关节 PROM				
动作	身体侧	ROM 结果		疼痛评分
屈曲	右 / 左	↑ ↓ L M S WNL		L M S
伸展	右 / 左	↑ ↓ L M S WNL		L M S
旋后	右 / 左	↑ ↓ L M S WNL		L M S
旋前	右 / 左	↑ ↓ L M S WNL		L M S

肘关节 MRT				
动作	身体侧	ROM 结果		疼痛评分
屈曲	右 / 左	↑ ↓ L M S WNL		L M S
伸展	右 / 左	↑ ↓ L M S WNL		L M S
旋后	右 / 左	↑ ↓ L M S WNI		L M S
旋前	右 / 左	↑ ↓ L M S WNL		L M S

腕关节 AROM

动作	身体侧	ROM 结果						疼痛评分		
屈曲	右 / 左	↑	↓	L	M	S	WNL	L	M	S
伸展	右 / 左	↑	↓	L	M	S	WNL	L	M	S
旋后	右 / 左	↑	↓	L	M	S	WNL	L	M	S
旋前	右 / 左	↑	↓	L	M	S	WNL	L	M	S

腕关节 PROM

动作	身体侧	ROM 结果						疼痛评分		
屈曲	右 / 左	↑	↓	L	M	S	WNL	L	M	S
伸展	右 / 左	↑	↓	L	M	S	WNL	L	M	S
旋后	右 / 左	↑	↓	L	M	S	WNL	L	M	S
旋前	右 / 左	↑	↓	L	M	S	WNL	L	M	S

腕关节 MRT

动作	身体侧	ROM 结果						疼痛评分		
屈曲	右 / 左	↑	↓	L	M	S	WNL	L	M	S
伸展	右 / 左	↑	↓	L	M	S	WNL	L	M	S
旋后	右 / 左	↑	↓	L	M	S	WNL	L	M	S
旋前	右 / 左	↑	↓	L	M	S	WNL	L	M	S

特殊检查								
检查	身体侧	ROM 结果						疼痛评分
拇短展肌	右 / 左	↑	↓	L	M	S	WNL	L M S
肘屈曲	右 / 左	↑	↓	L	M	S	WNL	L M S
伸肌腱炎	右 / 左	↑	↓	L	M	S	WNL	L M S
Finklestein 试验	右 / 左	↑	↓	L	M	S	WNL	L M S
屈肌腱炎	右 / 左	↑	↓	L	M	S	WNL	L M S
拇示指夹捏征	右 / 左	↑	↓	L	M	S	WNL	L M S
肱骨内上髁炎	右 / 左	↑	↓	L	M	S	WNL	L M S
腕掌屈试验	右 / 左	↑	↓	L	M	S	WNL	L M S
旋前圆肌评估	右 / 左	↑	↓	L	M	S	WNL	L M S
桡侧韧带应力检查	右 / 左	↑	↓	L	M	S	WNL	L M S
网球肘检查	右 / 左	↑	↓	L	M	S	WNL	L M S
神经干叩击征	右 / 左	↑	↓	L	M	S	WNL	L M S
尺侧韧带应力检查	右 / 左	↑	↓	L	M	S	WNL	L M S
腕伸韧带应力检查	右 / 左	↑	↓	L	M	S	WNL	L M S
腕屈韧带应力检查	右 / 左	↑	↓	L	M	S	WNL	L M S

第五章　髋部和躯干

髋部和躯干肌肉

前面观

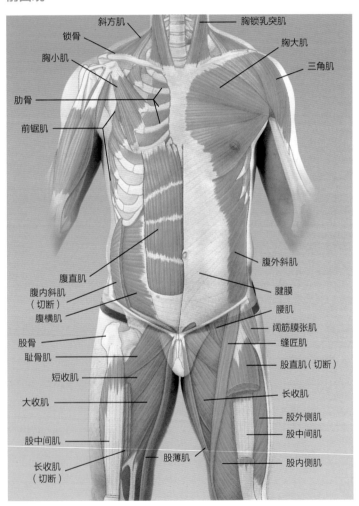

斜方肌　胸锁乳突肌
锁骨　胸大肌
胸小肌　三角肌
肋骨
前锯肌
腹直肌
腹内斜肌（切断）　腹外斜肌
腹横肌　腱膜
股骨　腰肌
耻骨肌　阔筋膜张肌
短收肌　缝匠肌
大收肌　股直肌（切断）
股中间肌　长收肌
长收肌（切断）　股外侧肌
股薄肌　股中间肌
　股内侧肌

后面观

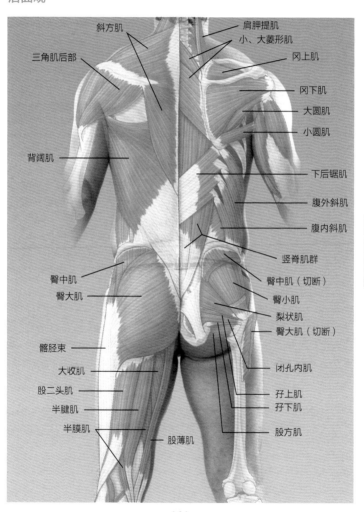

斜方肌

三角肌后部

背阔肌

臀中肌

臀大肌

髂胫束

大收肌

股二头肌

半腱肌

半膜肌

股薄肌

肩胛提肌

小、大菱形肌

冈上肌

冈下肌

大圆肌

小圆肌

下后锯肌

腹外斜肌

腹内斜肌

竖脊肌群

臀中肌（切断）

臀小肌

梨状肌

臀大肌（切断）

闭孔内肌

孖上肌

孖下肌

股方肌

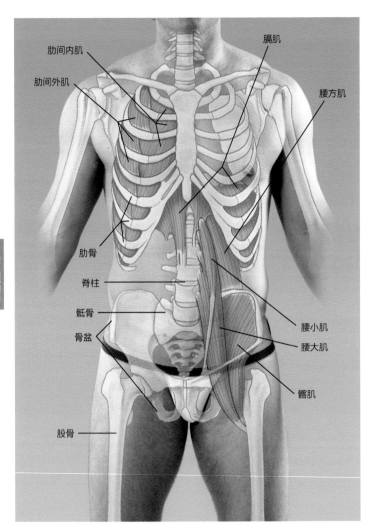

膈肌

肋间内肌

肋间外肌

腰方肌

肋骨

脊柱

骶骨

骨盆

腰小肌

腰大肌

髂肌

股骨

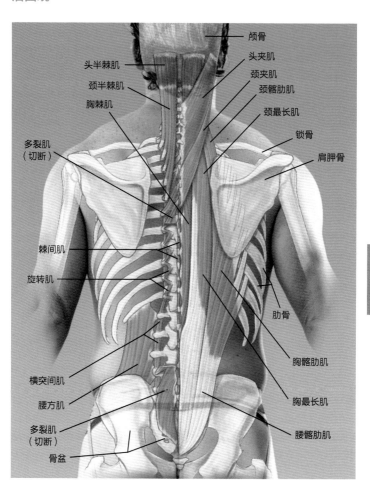

颅骨
头夹肌
颈夹肌
头半棘肌
颈半棘肌
颈髂肋肌
胸棘肌
颈最长肌
锁骨
肩胛骨
多裂肌
（切断）
棘间肌
旋转肌
肋骨
横突间肌
胸髂肋肌
腰方肌
多裂肌
（切断）
胸最长肌
骨盆
腰髂肋肌

第五章　颈部和躯干

大腿和髋外侧

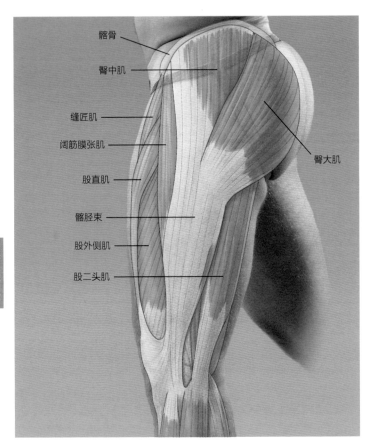

髂骨

臀中肌

缝匠肌

阔筋膜张肌

股直肌

髂胫束

股外侧肌

股二头肌

臀大肌

大腿内侧

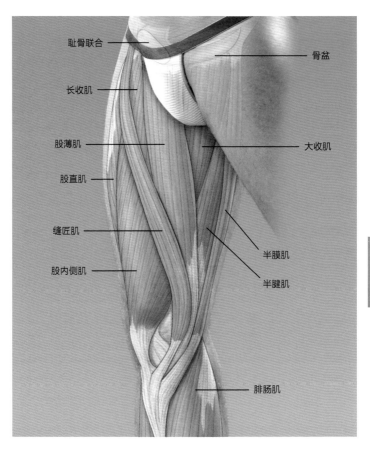

耻骨联合

骨盆

长收肌

股薄肌

大收肌

股直肌

缝匠肌

半膜肌

股内侧肌

半腱肌

腓肠肌

肌肉	躯干	外阴部	臀部	髋关节	腹股沟	躯干外侧
腹斜肌	√	√			√	√
长收肌					√	
大收肌		√			√	
膈肌			√			√
竖脊肌	√		√	√		
臀大肌			√	√		
臀中肌			√			
臀小肌			√	√		
盆底肌		√				
背阔肌						√
多裂肌	√					
耻骨肌					√	
梨状肌		√	√	√		
腰肌		√			√	
腰方肌	√		√	√		
腹直肌	√				√	
旋转肌群	√					
半膜肌			√			
半腱肌			√			
前锯肌						√
比目鱼肌		√				
阔筋膜张肌				√		
股外侧肌				√		

多裂肌

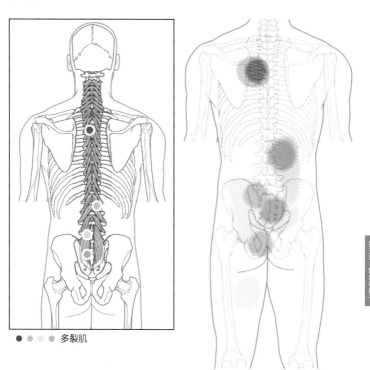

● ● ● ● 多裂肌

臀肌

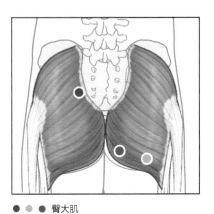

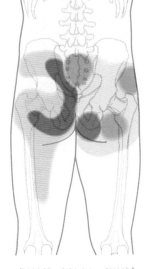

● ● ● 臀大肌

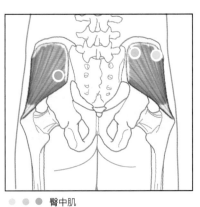

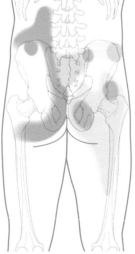

● ● ● 臀中肌

前锯肌、背阔肌

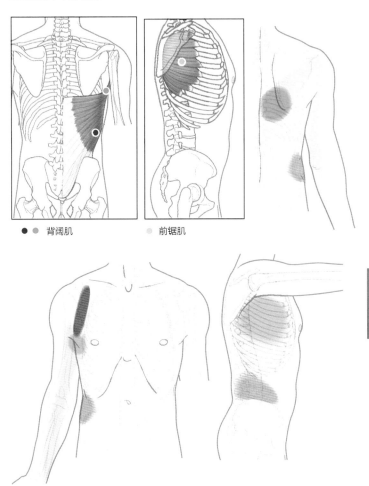

● ● 背阔肌　　　● 前锯肌

149

竖脊肌

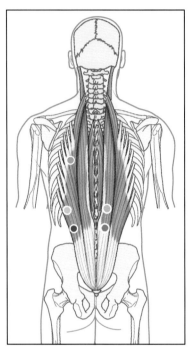

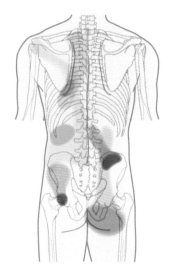

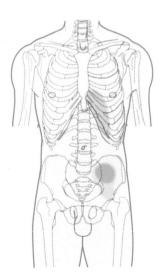

- 胸髂肋肌
- 胸髂肋肌
- 腰髂肋肌
- 胸最长肌
- 腰最长肌

梨状肌、腰方肌、阔筋膜张肌

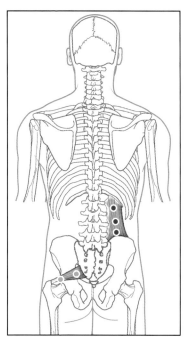

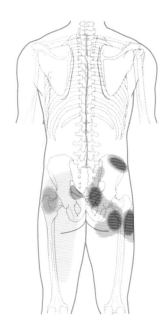

- ● 腰方肌
- ● 梨状肌
- ○ 阔筋膜张肌

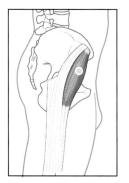

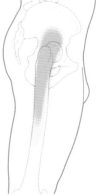

腰肌、腹直肌

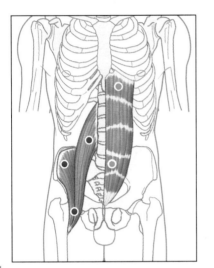

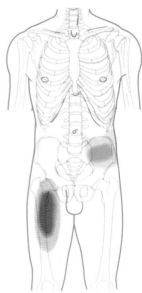

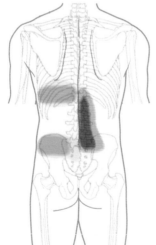

● 腰肌
● 腹直肌

动作	正常 ROM（股骨 – 髋臼关节）
屈曲	110°~130°
伸展	10°~15°
外展	30°~40°
内收	30°
内旋	30°~40°
外旋	40°~60°

目的	● 评估髋关节的 ROM ● 为下一步测试提供基线参考 ● 观察步态模式
患者	● 除了髋伸展，所有动作都可以采取仰卧位或坐位进行评估 ● 伸展：俯卧位 ● 外旋 / 内旋：俯卧并屈膝 90° ● 内旋 / 外旋：俯卧并屈膝 90°
治疗师	● 站在床旁观察患者的动作 ● 内收：治疗师抬起非受试侧腿部
阳性体征解读	● ROM 缩小 ● 代偿的运动模式 ● 关节活动时伴有疼痛 ● PROM 和 MRT 的阳性测试结果 ● 疼痛表示有收缩、惰性组织病变；关节病变（如关节炎）；韧带损伤或关节囊损伤；肌张力增高；神经压迫；肌腱炎；囊肿；腱鞘炎或活动性触发点牵涉痛

注：ROM（range of motion），关节活动范围；AROM（active range of motion），主动关节活动范围；PROM（passive range of motion），被动关节活动范围；MRT（manual resistive testing），徒手抗阻测试。

屈曲

■ 嘱患者将膝向胸部的方向移动。

伸展

■ 嘱患者把腿向天花板方向移动。

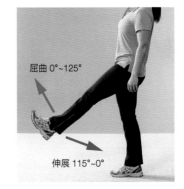

外展

■ 嘱患者将腿在水平面上向外
　侧移动。

内收

■ 嘱患者在外展位时将腿移向
　内侧。

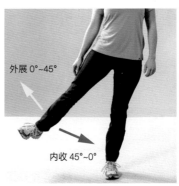

内旋

- 患者俯卧位，一侧腿屈膝 90°。
- 嘱患者将小腿向外侧移动。

* 当出现骨盆代偿时，应停止这两项评估。

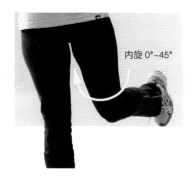

内旋 0°~45°

外旋

- 与内旋起始位相同。
- 嘱患者将小腿旋转向内越过另一侧小腿。

（注：图示为单腿站立时演示髋关节外旋。）

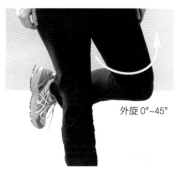

外旋 0°~45°

PROM：髋关节

目的	• 测试关节稳定性 • 左右进行对比 • 评估关节末端感觉 • 判断愈合阶段
患者	• 屈曲：仰卧屈膝 • 伸展：俯卧屈膝 • 外展：仰卧，双下肢伸展 • 内收：仰卧，双下肢伸展 • 外旋：仰卧，髋关节和膝关节屈曲 90° • 内旋：仰卧，髋关节和膝关节屈曲 90°
治疗师	• 站在治疗床侧方 • 伸展：一只手放在髂嵴上以稳定骨盆，另一只手放在大腿下面 • 外展：手置于髂前上棘稳定骨盆 • 内收：一只手固定骨盆，另一只手握住踝部 • 外旋：一只手握住膝部，另一只手握住踝部 • 内旋：一只手握住膝部，另一只手握住踝部
阳性体征解读	• 任一动作中有 ROM 减小 • 导致疼痛和 ROM 减小的原因：纤维性瘢痕组织限制、关节囊损伤、软组织（如滑囊神经）损伤、韧带损伤、骨关节炎、肌肉痉挛、半月板 • 可能存在惰性组织 • 病理性末端感觉伴或不伴疼痛 • 关节肿胀伴有明显的屈曲和内旋受限，外旋轻度受限，内旋和外旋轻度或不受限 • 起端伴有疼痛：急性期或愈合早期 • 末端伴有疼痛：亚急性期 • 牵伸时伴有疼痛：慢性期（对于向心运动与被动运动方向相反的肌肉）

注：PROM（passive range of motion），被动关节活动范围；ROM（range of motion），关节活动范围。

屈曲

■ 治疗师将患者下肢向胸部方向运动。

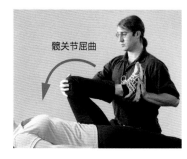

髋关节屈曲

伸展

■ 治疗师将患者的腿向上伸展。

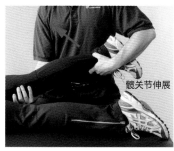

髋关节伸展

外展

■ 治疗师将患者的腿沿身体水平面上向外运动。

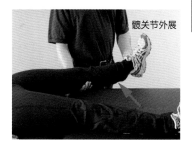

髋关节外展

内收

- 治疗师将患者的腿横跨身体中线向对侧肢体运动。

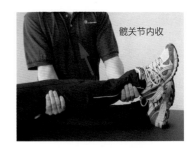

髋关节内收

内旋

- 将髋关节屈曲 90°，使踝部远离中线。

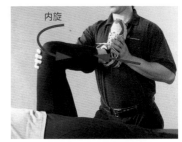

内旋

外旋

- 将髋关节屈曲 90°，使踝部靠近中线。

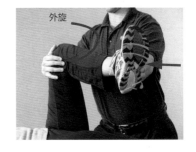

外旋

MRT：髋部

目的	• 评估肌力、促进运动的能力、受累肌肉、可能受累结构
患者	• 屈曲：坐位，腿抬高离开治疗床 • 伸展：俯卧位 • 外展：侧卧位 • 内收：侧卧位 • 外旋：坐位，腿抬高离开治疗床，抓住治疗床边缘以保持稳定 • 内旋：坐位，腿抬高离开治疗床，抓住治疗床边缘以保持稳定
治疗师	• 屈曲：用一只手固定骨盆的髂嵴，另一只手放在大腿远端 • 伸展：一只手置于臀部稳定骨盆 • 将另一只手放在患者大腿的后侧 • 外展：用手固定骨盆的髂嵴 • 内收：一只手放在大腿上，另一只手放在小腿内 • 外旋：一只手固定大腿膝部，另一只手固定足踝内侧 • 内旋：单手固定大腿膝部，另一只手固定足踝外侧
阳性体征解读	• 有力无痛：所测肌腹／肌腱无损伤或神经损伤 • 有力有痛：所测肌腹／肌腱微小损伤 • 无力有痛：所测肌腹／肌腱可能部分撕裂；可能由疼痛性抑制的肌肉所致，多见于骨折、肿瘤或触发点 • 无力无痛：所测肌肉神经支配受影响；结合神经检查结果；或可能存在肌腹或肌腱的完全断裂

注：MRT（manual resistive testing），徒手抗阻测试。

步骤

屈曲

- 嘱患者抬起下肢抵抗治疗师的阻力。

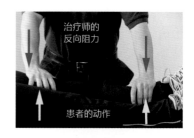

伸展

- 嘱患者向天花板方向抬起下肢以抵抗治疗师的阻力。

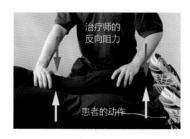

内收

- 嘱患者向中线移动下肢以抵抗治疗师的阻力。

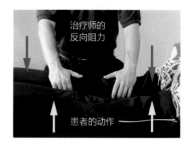

外展

■ 嘱患者把腿从中线移开，以抵抗治疗师的阻力。

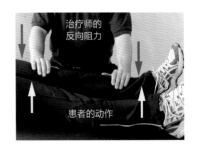

外旋

■ 嘱患者抵抗向外的阻力。

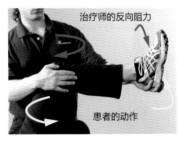

内旋

■ 嘱患者抵抗向内的阻力。

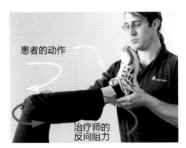

MRT 参考表：髋关节

肌肉	外展	内收	伸展	外旋	屈曲	内旋
短收肌		√				√
短收肌（辅助）					√	
长收肌		√				√
长收肌（辅助）					√	
大收肌		√				√
大收肌（辅助）			√		√	
大收肌（后部纤维）			√	√		
股二头肌				√		
孖下肌				√		
孖上肌	√		√	√		
臀大肌（全部纤维）		√				
臀大肌（下部纤维）	√					
臀中肌（全部纤维）					√	√
臀中肌（前部纤维）			√	√		
臀中肌（后部纤维）	√				√	
臀小肌		√				√
股薄肌		√		√	√	
髂肌				√		
闭孔外肌				√		
闭孔内肌		√				√
耻骨肌					√	
耻骨肌（辅助）				√		
梨状肌	√				√	
梨状肌（屈髋）		√				
腰大肌				√	√	
股方肌				√		
股直肌					√	

MRT 参考表：髋关节						
肌肉	外展	内收	伸展	外旋	屈曲	内旋
缝匠肌	√			√	√	
半膜肌			√			√
半腱肌			√			√
阔筋膜张肌	√				√	√

注：MRT（manual resistive testing），徒手抗阻测试。

AROM：腰椎		
动作	正常 ROM	关节
屈曲	40°~60°	L4~L5，L5~S1
伸展	20°~35°	L4~L5，L5~S1
侧屈	15°~20°	L4~L5，L5~S1
旋转	3°~18°	L4~L5，L5~S1

注：AROM（active range of motion），主动关节活动范围；ROM（range of motion），关节活动范围。

目的	● 评估腰椎的 ROM。为下一步测试提供基线参考 ● 观察代偿模式
患者	● 站立位，旋转：坐位会限制骨盆和髋关节运动
治疗师	● 站立位
阳性体征解读	● 屈曲：观察腰椎部是否扁平或反弓。活动范围缺失表明活动范围减小 ● 伸展：疼痛表明小面关节处压力增加 ● 侧屈：双侧对比；代偿运动提示活动范围减小。受试侧疼痛表明小面关节处压力增加 ● 旋转：双侧对比

屈曲

- 嘱患者向前弯腰。
- 手臂置于体侧。
- 动作不应来自髋关节。

伸展

- 嘱患者把手掌贴于体侧。
- 嘱患者向后伸展。

注意：如担心检查会引起严重受伤，可以坐位完成评估。

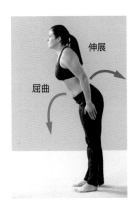

侧屈

- 嘱患者手沿大腿向下滑动。
- 注意避免代偿活动。

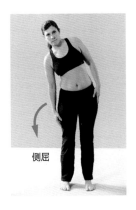

旋转

■ 患者坐位。

■ 嘱患者将躯干向右旋转，然后向左。

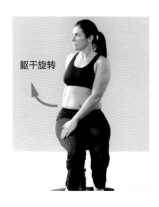

躯干旋转

PROM：腰部

目的	• 由于躯干体积较大，因此 PROM 可在患者进行 AROM 时，以在活动范围末端施加压力的方式来进行

MRT：腰部

目的	• 评估肌力、促进运动的能力、受累肌肉、可能受累结构
患者	• 坐位
治疗师	• 屈曲：站在患者前方，双手放在患者肩上 • 伸展：站在患者后方，双手放在患者肩上 • 侧曲：站在检查侧，手放在检查侧肩上 • 旋转：站在患者后方，双手放在患者肩关节后侧

阳性体征解读	● 有力无痛：所测肌腹/肌腱无损伤或神经损伤
	● 有力有痛：所测肌腹/肌腱微小损伤
	● 无力有痛：所测肌腹/肌腱可能部分撕裂；可能由疼痛性抑制的肌肉所致，多见于骨折、肿瘤或触发点
	● 无力无痛：所测肌肉神经支配受影响；结合神经检查结果；或可能存在肌腹或肌腱的完全断裂

注：PROM（passive range of motion），被动关节活动范围；AROM（active range of motion），主动关节活动范围；MRT（manual resistive testing），徒手抗阻测试。

步骤

屈曲

■ 嘱患者抵抗治疗师，尝试将患者移动至伸展位。

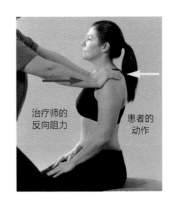

治疗师的反向阻力　患者的动作

伸展

■ 嘱患者抵抗治疗师，尝试使患者移动至屈曲位。

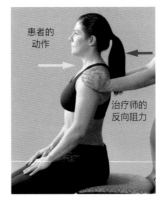

患者的动作　治疗师的反向阻力

侧屈

■ 嘱患者抵抗治疗师，尝试使患者向对侧侧屈。

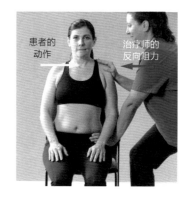

旋转

■ 嘱患者抵抗治疗师，尝试使患者向双侧旋转。

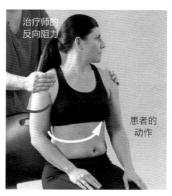

肌肉	伸展	屈曲	侧屈	旋转
MRT 参考表：躯干				
腹外斜肌			√	
腹外斜肌（双侧）		√		
腹外斜肌（对侧）				√
髂肋肌（双侧）	√			
腹内斜肌（双侧）		√		
腹内斜肌（同侧）				√
腹内斜肌			√	
横突间肌（双侧）	√			
横突间肌			√	
背阔肌			√	
背阔肌（手臂屈曲位）	√			
最长肌（双侧）	√		√	
多裂肌（双侧）	√			
多裂肌（对侧）				√
腰方肌			√	
腰方肌（辅助）	√			
腹直肌		√		
旋转肌（双侧）	√			
回旋肌（对侧）				√
头半棘肌	√			
棘肌			√	
棘肌（双侧）	√			

注：MRT（manual resistive testing），徒手抗阻测试。

评估参考表：髋和躯干										
评估	椎间盘病变	臀肌疼痛	高张力	腰骶部疼痛	神经根撞击	神经根性疼痛	脊柱侧凸	锐痛（下肢）	骶髂关节疼痛	扭伤	触发点
AROM		√	√	√						√	√
落腿试验			√	√				√	√		√
屈体试验							√				
Gaenslen 试验									√		√
腘绳肌肌力检查									√		
髋内收肌肌力检查									√		
髂腰肌肌力检查			√	√							√
Lasegue 征	√	√		√	√		√				
MRT		√						√			√
髋关节外展试验											√
PROM		√	√	√	√	√		√		√	√
梨状肌综合征		√	√		√		√				
腰方肌功能性外展评估			√							√	
腰方肌肌力检查			√								
骶髂关节运动					√				√		
Slump 试验				√	√	√		√			
Thomas 试验			√	√							
Trendelenberg 试验		√							√		
Valsalva 动作	√			√	√	√		√			

注：AROM，主动关节活动范围；MRT，徒手抗阻测试；PROM，被动关节活动范围；Lasegue 征，又称直腿抬高试验。

落腿试验

目的	• 评估腰方肌长度
患者	• 健侧侧卧 • 患者的背部靠近治疗床边缘
治疗师	• 站在治疗床面对患者背部一侧
阳性体征解读	• 双侧的 ROM 不同则为阳性

注：ROM，关节活动范围。

步骤

■ 慢慢抬起下肢并伸展。

■ 慢慢利用重力进行内收。

■ 做这个动作时要保护一下。

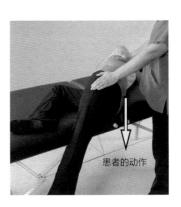

患者的动作

弯腰试验

目的	• 评估结构性脊柱侧凸
患者	• 站立位
治疗师	• 站在患者后方
阳性体征解读	• 如果脊柱或肋骨隆起曲线可见则为阳性并提示有结构性脊柱侧凸

■ 患者弯腰。

■ 患者弯腰、双臂自然垂下，
治疗师观察脊柱是否有曲线
或肋骨隆起。

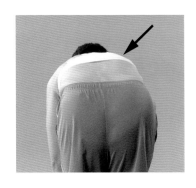

功能性或结构性脊柱侧弯

目的	● 评估脊柱侧凸是功能性的还是结构性的
患者	● 站立位
治疗师	● 坐或站于患者背后 ● 观察棘突连线的曲度
阳性体征解读	● 功能性脊柱侧凸阳性：在向凸侧屈时，运动过程中曲度纠正；向另一侧运动时，则相反 ● 结构脊柱侧凸阳性：在向凸侧屈时，曲度不纠正，而且侧屈不对称

步骤

■ 嘱患者主动躯干前屈，然后再侧屈。

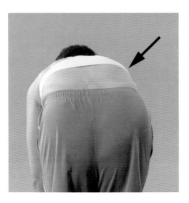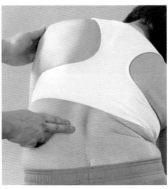

Gaenslen 试验

目的	● 评估骶髂关节功能障碍情况
患者	● 健侧卧位
治疗师	● 站于患者背后 ● 被侧屈曲健侧髋关节至最大范围 ● 一只手稳定患者骨盆 ● 被动伸展患侧髋关节至最大范围
阳性体征解读	● 阳性：患者主诉疼痛时提示有骶髂关节或髋关节功能障碍

步骤

■ 嘱患者屈曲健侧的髋关节和膝关节，向胸部靠近并维持。

■ 治疗师用另一手使患侧髋关节处于过伸位。

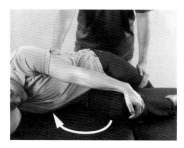
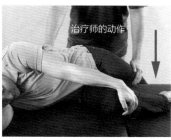

治疗师的动作

腘绳肌肌力检查

目的	● 评估腘绳肌的肌力
患者	● 俯卧位 ● 患侧膝关节屈曲 80°
治疗师	● 站在患者的患侧 ● 一只手置于骨盆处，以稳定患侧 ● 一只手置于胫骨远端
阳性体征解读	● 若患者无法在抗重力位下维持动作，测试结果为阳性 ● 提示肌力中等程度下降 ● 在该测试的第二部分，如果患者无法抵抗治疗师的阻力，测试为阳性，也提示存在肌肉拉伤

步骤

- 评估内侧腘绳肌、半腱肌和半膜肌。
- 股骨向内旋转。
- 嘱患者下肢维持该姿势。
- 然后施加阻力，让患者尝试尽量伸展膝关节抵抗阻力。
- 目的是评估股二头肌。
- 外旋股骨并维持住。
- 当患者做屈曲运动时，治疗师施加反向阻力。

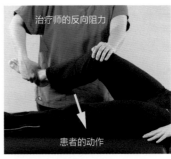

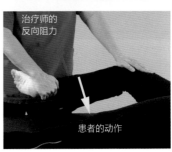

髋内收肌肌力检查

目的	● 评估内收肌是否存在拉伤
患者	● 仰卧位，患侧腿部平放于治疗床上
治疗师	● 站在患侧腿部一侧
	● 一只手置于健侧膝关节内侧
	● 另一只手置于患侧腿部胫骨近端的内侧
阳性体征解读	● 疼痛或肌力减弱表明内收肌可能存在拉伤

步骤

- 患者把患侧腿部向另一侧下肢移动。
- 治疗师抵抗患者的动作。
- 用于测试大收肌：髋关节旋内，将患侧腿部移向非受累侧下肢。
- 治疗师抵抗患者的动作。

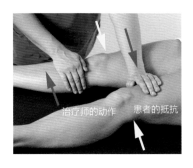

髂腰肌肌力检查

目的	● 评估髂腰肌是否存在肌力下降
患者	● 仰卧位，下肢平放于治疗床上
治疗师	● 站立位，一只手置于对侧髂前上棘以稳定骨盆
阳性体征解读	● 如果患者不能在第一个位置下保持抵抗重力，则为中度肌力下降
	● 如果患者完全无法抵抗重力，则为阳性或重度肌力下降

步骤

- 嘱患者髋关节屈曲 30°。
- 髋关节轻微外旋。
- 把下肢固定在此位置上。
- 治疗师对胫骨内侧施加阻力，试图将腿部向下推。

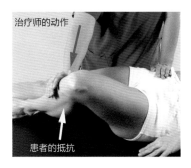

Lasegue 征

目的	• 评估腰部神经根病变的原因
患者	• 仰卧位
治疗师	• 站在患侧腿部的治疗床旁边
阳性体征解读	• 如果患者主诉根性疼痛，则为阳性 • 另一种解释，如果患者主诉对侧下肢的根性疼痛，也提示为阳性

注：Lasegue 征，又称直腿抬高试验。

步骤

- 治疗师将患者的腿缓慢抬起至 70° 或直到患者主诉有疼痛。
- 然后腿部稍下降，看症状是否减轻。
- 接着患者背伸踝关节。
- 最后患者头颈部屈曲。

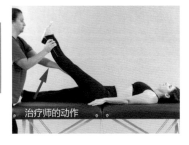

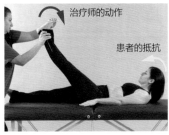

髋关节外展试验

目的	• 评估梨状肌的肌力
患者	• 坐位 • 屈髋 90° • 双膝并拢 • 双手置于膝外侧
治疗师	• 站在患者前方
阳性体征解读	• 阳性：臀部疼痛和无力 • 阳性体征提示有触发点（Travell, Simmons, 1992）

步骤
■ 嘱患者用力将双膝分开以外
  展髋关节。

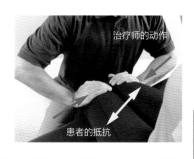

治疗师的动作

患者的抵抗

梨状肌综合征评估

目的	• 评估紧张的梨状肌压迫坐骨神经引起的神经根疼痛
患者	• 健侧卧位 • 靠近治疗床边缘
治疗师	• 面向患者立于治疗床一侧，靠近患者上半身 • 一只手固定患者的髋部
阳性体征解读	• 如果出现神经症状，臀部和下肢后侧放射样锐痛则为 阳性

步骤

- 患者髋关节被动屈曲约 90°。
- 上方足的足尖钩在对侧腘窝上。
- 在固定髋部的同时，用一只手保持背部伸直。
- 另一只手放在膝部外侧的正上方，向地面方向施加压力。

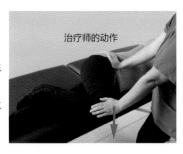

治疗师的动作

腰方肌功能性外展评估

目的	• 评估腰方肌是否有张力过高的情况
患者	• 侧卧位
治疗师	• 站在患者后方，一只手触诊找到腰方肌 • 另一只手触诊找到臀中肌和 TFL
阳性体征解读	• 正常的激活顺序：在前 25°，臀中肌—TFL—QL，非前 25° • QL 同时激活或运动开始时激活表示，腰方肌张力增高

注：TFL（tensor fascia latae），阔筋膜张肌；QL（quadradus lumborum），腰方肌。

步骤

- 嘱患者外展髋关节。

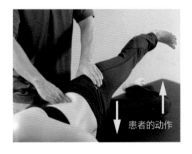

患者的动作

腰方肌肌力检查

目的	● 评估腰方肌是否有肌力下降
患者	● 俯卧位
治疗师	● 站在患者足侧
阳性体征解读	● 髂骨被牵拉向下时，如果患者不能保持这种姿势则为阳性，提示腰方肌轻度至中度肌力下降

步骤

■ 治疗师将患者的髋关节外展30°并轻微伸展。

■ 嘱患者维持该姿势。

■ 治疗师给予牵引力，与腰方肌收缩力成一直线。

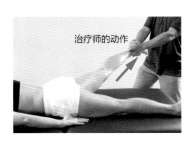

治疗师的动作

肋骨运动评估

目的	● 评估肋骨的运动和运动过程中的对称性
患者	● 俯卧位或仰卧位
治疗师	● 站立位，双手置于胸廓
阳性体征解读	● 吸气时，与其他肋骨相比缺乏运动，表明肋骨运动受到了抑制 ● 呼气时，与其他肋骨相比缺乏运动，则表明肋骨抬高

步骤

- 左右两侧交替触诊。
- 嘱患者进行吸气和呼气。
- 观察任何不对称的现象。

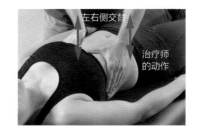

骶髂关节运动

目的	● 评估骶髂关节的活动性
患者	● 站立位 ● 双手扶墙保持稳定
治疗师	● 跪蹲在患者后方 ● 一只手放在患侧的髂后上棘 ● 用另一只手找到 S2 棘突
阳性体征解读	● 当患者屈曲膝关节时，患侧的骶椎向上运动则为阳性，提示骶髂关节活动度过大

步骤

- 嘱患者用患侧下肢站立。
- 尽可能高地屈曲患侧髋关节和膝关节。
- 治疗师触诊髂后上棘。
- 膝关节屈曲时会出现正常的活动，即髂后上棘会向下运动。

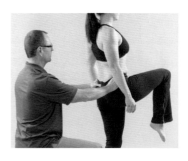

Slump 试验

目的	• 评估坐骨神经病变，以及神经压迫或硬脊膜管的张力
患者	• 方法1：坐位，双手紧握在背后 • 脊柱完全屈曲 • 方法2：侧卧位，健侧卧位，双手紧扣在背后 • 脊柱屈曲的姿势
治疗师	• 站在患者前方
阳性体征解读	• 患者感到脊柱疼痛则为阳性 • 损伤脊柱节段会感到疼痛 • 阳性症状包括传递至肢体的牵涉痛

步骤

■ 嘱患者将头部向胸部屈曲。

■ 伸直一侧膝关节。

■ 背伸踝关节。

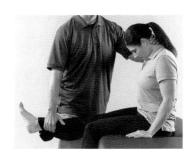

结构性脊柱后凸评估

目的	• 评估胸部的后凸是结构性的还是功能性的
患者	• 俯卧位
治疗师	• 站在床边
阳性体征解读	• 曲线仍存在则为阳性，提示结构性脊柱后凸

■ 嘱患者抬起头颈部。

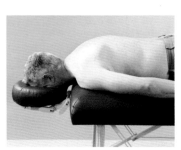
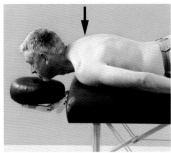

仰卧到坐位评估

目的	• 评估功能失调是否会导致骨盆倾斜
患者	• 仰卧位
治疗师	• 站在患者足端
阳性体征解读	• 如果内外踝中的一侧向上移动得更多，则为阳性
	• 运动是由于一侧腰方肌的张力过高引起的

步骤

■ 治疗师牵拉患者的双侧踝关节。

■ 治疗师比较内踝的位置。

■ 患者坐起来，治疗师比较双侧内踝的位置。

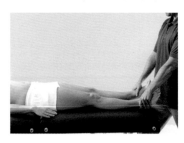
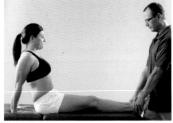

Thomas（托马斯）试验

目的	• 评估腰肌张力是否过高
患者	• 坐在治疗床的边缘
治疗师	• 站在健侧 • 一只手固定大腿后侧
阳性体征解读	• 阳性：伸展侧下肢平行或高于治疗床面 • 提示腰肌张力过高

步骤

- 患者屈曲健侧的髋关节。
- 使一侧膝关节向胸部移动。
- 治疗师使患者回到仰卧位。
- 患者骨盆向后倾斜，以减少腰椎下方区域的空间。
- 治疗师观察另一侧髋关节伸展的角度。

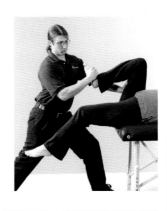

Trendelenberg（特伦德伦堡）试验

目的	• 评估臀中肌的完整性
患者	• 站立位
治疗师	• 站在患者后方
阳性体征解读	• 肌力减弱同侧骨盆上移，则为阳性 • 躯干会向对侧侧屈 • 臀中肌肌力减弱可能由骶髂关节问题导致

■ 嘱患者用患侧下肢站立，健侧膝关节屈
  曲抬起。

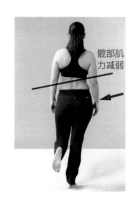

髋部肌
力减弱

Valsalva（瓦尔萨尔瓦）动作

目的	● 评估椎间盘突出或骨质增生是否增加脊髓椎管的压力
患者	● 坐位
治疗师	● 站在患者前方
阳性体征解读	● 阳性：患者主诉受伤部位疼痛或根性疼痛

注：瓦尔萨尔瓦动作（Valsalva maneuver），又称屏气法。

步骤

■ 要求患者深吸一口气，屏住气，
  再尽力呼气，就像排便一样。

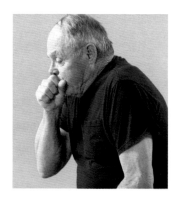

检查结果对应的符号或缩写。

（ ↑ = 增加； ↓ = 减少； L= 轻度； M= 中度； S= 重度； WNL= 正常； + = 阳性； − = 阴性）

AROM: 髋关节				
动作	身体侧	ROM 结果		疼痛评分
屈曲	右 / 左	↓ ↑ L M S WNL		L M S
伸展	右 / 左	↓ ↑ L M S WNL		L M S
外展	右 / 左	↓ ↑ L M S WNL		L M S
内收	右 / 左	↓ ↑ L M S WNL		L M S
内旋	右 / 左	↓ ↑ L M S WNL		L M S
外旋	右 / 左	↓ ↑ L M S WNL		L M S

PROM: 髋关节				
动作	身体侧	ROM 结果		疼痛评分
屈曲	右 / 左	↓ ↑ L M S WNL		L M S
伸展	右 / 左	↓ ↑ L M S WNL		L M S
外展	右 / 左	↓ ↑ L M S WNL		L M S
内收	右 / 左	↓ ↑ L M S WNL		L M S
内旋	右 / 左	↓ ↑ L M S WNL		L M S
外旋	右 / 左	↓ ↑ L M S WNL		L M S

MRT：髋关节

动作	身体侧	ROM 结果						疼痛评分		
屈曲	右 / 左	↓	↑	L	M	S	WNL	L	M	S
伸展	右 / 左	↓	↑	L	M	S	WNL	L	M	S
外展	右 / 左	↓	↑	L	M	S	WNL	L	M	S
内收	右 / 左	↓	↑	L	M	S	WNL	L	M	S
内旋	右 / 左	↓	↑	L	M	S	WNL	L	M	S
外旋	右 / 左	↓	↑	L	M	S	WNL	L	M	S

AROM：躯干

动作	身体侧	ROM 结果						疼痛评分		
屈曲	右 / 左	↓	↑	L	M	S	WNL	L	M	S
伸展	右 / 左	↓	↑	L	M	S	WNL	L	M	S
旋转	右 / 左	↓	↑	L	M	S	WNL	L	M	S
侧屈	右 / 左	↓	↑	L	M	S	WNL	L	M	S

MRT：躯干

动作	身体侧	ROM 结果						疼痛评分		
屈曲	右 / 左	↓	↑	L	M	S	WNL	L	M	S
伸展	右 / 左	↓	↑	L	M	S	WNL	L	M	S
旋转	右 / 左	↓	↑	L	M	S	WNL	L	M	S
侧屈	右 / 左	↓	↑	L	M	S	WNL	L	M	S

特殊检查		
检查	检查/ROM 结果	疼痛/麻木
落腿试验	右/左 + / −	L M S
屈体试验	+ /	L M S
功能性/结构性脊柱侧弯检查	+ / − 功能性/结构性	L M S
Gaenslen 评估	右/左 + / −	L M S
腘绳肌肌力检查	右/左 + / −	L M S
髋内收肌力检查	右/左 + / −	L M S
髂腰肌肌力检查	右/左 + / −	L M S
Lasegue 征	右/左 + / −	L M S
加速外展试验	+ /	L M S
梨状肌综合征	右/左 + / −	L M S
腰方肌功能性外展评估	+ / −	L M S
腰方肌肌力检查	+ / −	L M S
肋骨运动评估	↓ ↑ + / −	L M S
Slump 试验	右/左 + / −	L M S
结构性脊柱后凸	+ / − 功能性/结构性	L M S
卧位到坐位评估	右/左 + / −	L M S
Thomas 试验	右/左 + / −	L M S
Trendelenberg 试验	右/左 + / −	L M S
Valsalva 动作	右/左 + / −	L M S

第六章　膝部

前面观

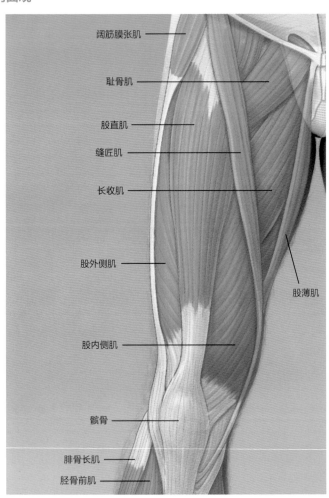

阔筋膜张肌

耻骨肌

股直肌

缝匠肌

长收肌

股外侧肌

股内侧肌

髌骨

腓骨长肌

胫骨前肌

股薄肌

后面观

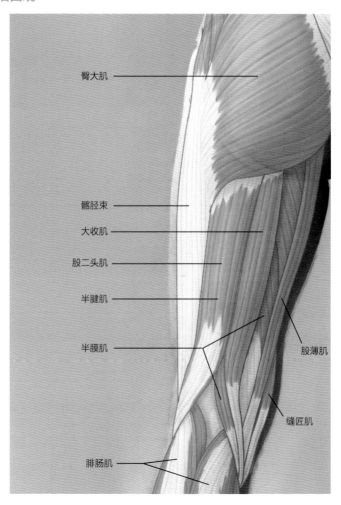

臀大肌

髂胫束

大收肌

股二头肌

半腱肌

半膜肌

股薄肌

缝匠肌

腓肠肌

第六章 膝部

189

大腿部位触发点牵涉模式

肌肉	前侧	外侧	内侧	后侧	麻木
长收肌	√				
大收肌	√		√		
股二头肌				√	
臀大肌		√			
臀小肌		√		√	√
股薄肌			√		
盆内肌				√	
耻骨肌	√		√		
梨状肌		√		√	√
髂腰肌	√				
腰方肌	√	√			
腹直肌	√				
缝匠肌	√				
半膜肌				√	
半腱肌				√	
阔筋膜张肌		√			
股中间肌	√				
股外侧肌		√			
股内侧肌			√		

触发点牵涉图

内收肌群

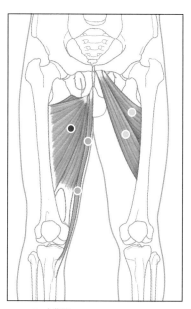

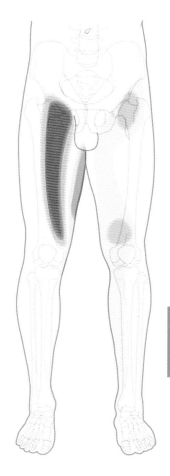

- ● 大收肌
- ● 股薄肌
- ○ 短收肌

缝匠肌、耻骨肌和股中间肌

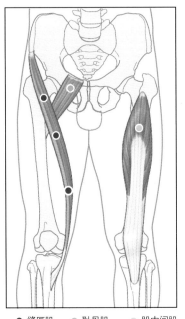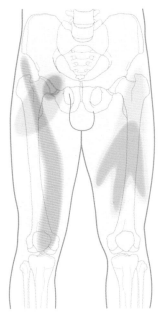

● 缝匠肌　　● 耻骨肌　　○ 股中间肌

腘绳肌

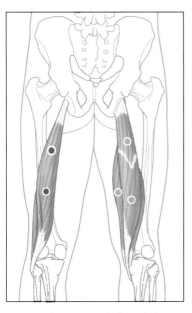 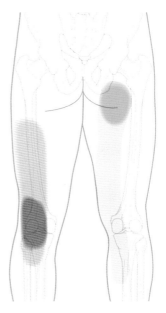

● 股二头肌　　● 半膜肌和半腱肌

股四头肌

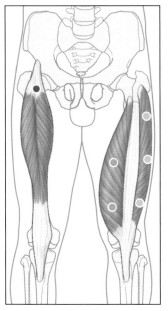 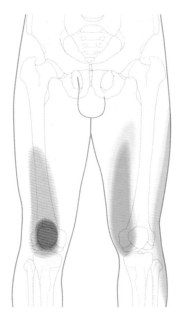

● 股直肌　● 股内侧肌
● 股外侧肌

膝部触发点牵涉模式

肌肉	膝前侧	膝外侧	膝内侧	膝后侧
长收肌	√		√	
股二头肌				√
腓肠肌				√
臀小肌		√		
股薄肌			√	
跖肌				√
腘肌				√
股直肌	√		√	
缝匠肌			√	
半膜肌				√
半腱肌				√
比目鱼肌				√
阔筋膜张肌		√		
股内侧肌	√		√	
股外侧肌		√		

腘肌和腓肠肌

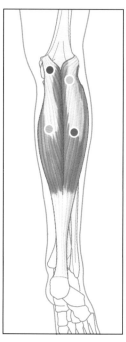

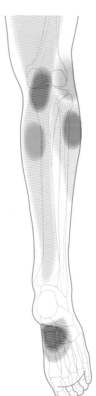

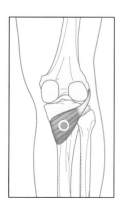

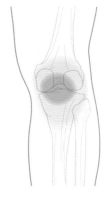

- ● ○ 腓肠肌，内侧头
- ○ ● 腓肠肌，外侧头
- ○ 腘肌

比目鱼肌和跖肌

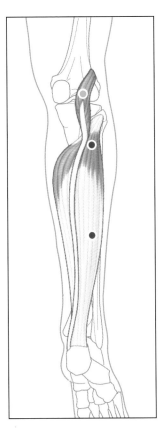

● 比目鱼肌　　● 跖肌

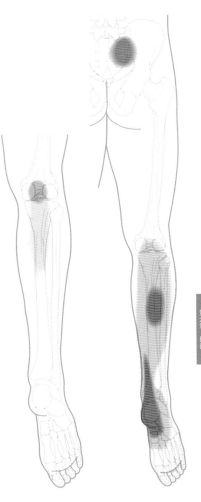

臀小肌

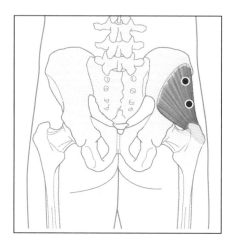

● 臀小肌

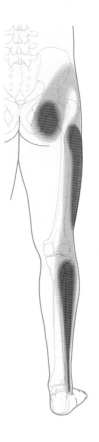

活动	正常 ROM（胫股关节）
屈曲	135°
伸展	0°~10°
内旋（胫骨）	20°~30°
外旋（胫骨）	30°~40°

目的	• 评估膝关节的可动活动范围作为基线以进一步测试 • 观察步态模式
患者	• 屈曲：仰卧或俯卧位 • 伸展、内旋和外旋：双腿下垂坐于治疗床上
治疗师	• 站在患者前方
阳性体征解读	• ROM 缩小，并伴有疼痛 • 疼痛表明有收缩能力的组织、惰性组织或关节病变，关节炎、韧带损伤或关节囊破坏、高紧张性组织、神经卡压、肌腱病、囊肿、腱鞘炎、活动性触发点牵涉痛和半月板损伤

注：AROM，主动关节活动范围；ROM，关节活动范围。

步骤

屈曲

■ 嘱患者完成全 ROM。

伸展

■ 嘱患者完成全范围的伸直腿动作。

内旋（胫骨）

■ 嘱患者将足部向内转向身体的中线。

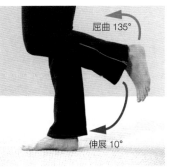

屈曲 135°

伸展 10°

（注：图中为健侧单腿站立位时，演示患侧腿内旋。）

外旋

■ 嘱患者将足部向外转离身体的中线。

■ 所有的阳性测试下一步均需要 PROM 和 MRT。

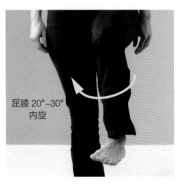
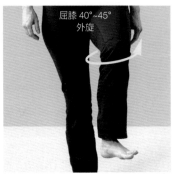

屈膝 20°~30° 内旋

屈膝 40°~45° 外旋

PROM：膝关节

目的	● 检查关节稳定性
	● 双侧对比
	● 评估终末感 / 游离体
	● 确定愈合阶段
患者	● 屈曲 / 伸展：仰卧
	● 内旋和外旋：双腿下垂坐于治疗床上
治疗师	● 站在患者前方
阳性体征解读	● 任何活动均发现 ROM 减小
	● 导致疼痛和 ROM 减小，纤维瘢痕组织限制，关节囊损伤，软组织撞击（如滑囊和神经组织），韧带损伤，骨性关节炎，肌肉痉挛，半月板损伤
	● 疼痛：可能涉及惰性组织
	● 起始端疼痛：急性期或早期愈合
	● 终末端疼痛：亚急性期
	● 牵伸时疼痛：慢性期或成熟期
	● 病理性终末感：可能的疼痛
	● 正常终末感：屈曲，软；伸展，紧；内旋和外旋，紧

注：PROM，被动关节活动范围；ROM，关节活动范围。

步骤

屈曲

■ 治疗师托住患者踝关节，将足跟向臀部方向移动完成屈膝动作。

伸展

■ 治疗师远端手托住患者踝关节，另一只手靠近膝关节握紧。

■ 轻柔地伸直膝关节。

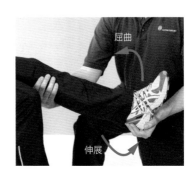

内旋（胫骨）

■ 治疗师向内旋转胫骨。

外旋（胫骨）

■ 治疗师向外旋转胫骨。

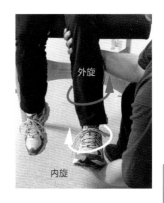

MRT：膝关节

目的	● 评估肌力，促进运动的能力，确定肌肉损伤
患者	● 屈曲：俯卧位 ● 伸展：坐位 ● 踝跖屈：仰卧位 ● 外展：侧卧位

治疗师	• 屈曲：手放在膝关节上方
	• 伸展：手放在踝关节前方
	• 踝关节跖屈：抵住足底
阳性结果解读	• 有力无痛：肌腹或肌腱无损伤或无神经损伤
	• 有力有痛：肌腹或肌腱轻微损伤
	• 无力有痛：肌腹或肌腱可能出现部分撕裂，也可能是肌肉疼痛抑制的结果，常见如骨折、赘生物或触发点
	• 无力无痛：可能是神经损伤，与神经检查相关；或肌腹或肌腱完全断裂

步骤

屈曲

■ 患者屈膝。

■ 当治疗师试图使患者腿伸直时，患者抵抗治疗师的阻力。

伸展

■ 伸直腿至起始位。

■ 治疗师试图屈曲患者膝关节。

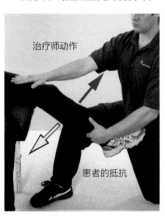

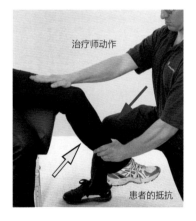

MRT 参考表：膝关节

肌肉	伸展	屈曲	外旋，屈曲	内旋，屈曲
股二头肌		√	√	
腓肠肌		√		
股薄肌		√		√
跖肌		√		
腘肌		√		
股直肌	√			
缝匠肌		√		√
半膜肌		√		√
半腱肌		√		√
股中间肌	√			
股外侧肌	√			
股内侧肌	√			

注：MRT，徒手抗阻测试。

MRT 肌力减弱参考表

神经和 MRT 动作	半膜肌	半腱肌	股二头肌长头	股二头肌短头	股直肌	股中间肌	股外侧肌	股内侧肌
L5~S2 胫神经部分	√	√	√					
L5~S2 腓神经部分				√				
L2~L4 股神经					√	√	√	√
屈膝	√	√	√	√				
伸膝					√	√	√	√

注：MRT，徒手抗阻测试。

评估参考表：膝关节

评估	前交叉韧带损伤	副韧带损伤	高张力	髌骨移动轨迹不良	髂胫束摩擦综合征	膝关节外侧痛	外侧副韧带损伤	内侧副韧带损伤	膝关节内侧痛	半月板损伤	髌骨下垂痛	后交叉韧带	扭伤	拉伤
前抽屉试验	√										√			
挤压试验				√						√	√			
分离试验		√											√	
AROM			√				√	√					√	√
Clark 征	√			√							√	√	√	√
Lachman 试验	√		√											
髌骨移动轨迹				√							√			
MRT			√		√								√	√
Noble 试验					√	√								
Ober 试验			√		√	√								
后抽屉试验											√	√		
PROM			√										√	√
Q角				√							√			
外翻应力检查		√						√					√	√
内翻应力检查		√							√				√	√

目的	● 评估 ACL 稳定性
患者	● 仰卧位 ● 被测腿: 膝关节屈曲, 足放平
治疗师	● 站在放置足的检查床边 ● 固定被测足于中立位 ● 握住胫骨近端
阳性体征解读	● 正常的 ACL 只允许胫骨向前轻微移动, 有 ACL 损伤时其向前移动幅度较正常侧多

注: ACL (anterior cruciate ligament), 前交叉韧带。

步骤

■ 治疗师向前来回轻柔地移动
胫骨近端。

■ 与正常侧对比, 评估增加的
移动幅度。

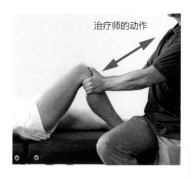

治疗师的动作

挤压试验

目的	● 可能的半月板损伤
患者	● 俯卧位, 膝关节屈曲 90°
治疗师	● 站在检查床边 ● 手握住足底
阳性体征解读	● 疼痛: 可能是半月板损伤

步骤

■ 治疗师在足部和小腿部施加向下的压力。

■ 治疗师内旋和外旋小腿。

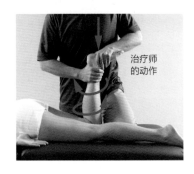

治疗师的动作

分离试验

目的	• 评估膝关节副韧带的完整性
患者	• 俯卧位，膝关节屈曲 90°
治疗师	• 站在检查床边 • 使用一侧膝固定患者的腿 • 握住小腿远端靠近踝关节处
阳性体征解读	• 疼痛表明韧带可能损伤 • 膝关节外侧：外侧副韧带损伤 • 膝关节内侧：内侧副韧带损伤

步骤

■ 在小腿远端向上使用轻柔的牵拉力。

■ 治疗师内旋和外旋小腿。

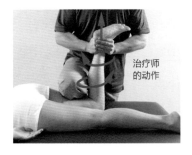

治疗师的动作

Clark 征（磨髌试验）

目的	• 髌股关节疼痛综合征
患者	• 仰卧位，膝关节伸展
治疗师	• 站在检查床边 • 将虎口放置在髌骨上沿 • 另一只手放置在小腿处
阳性体征解读	• 髌骨下疼痛或恐惧此动作和摩擦音表明髌股关节面有激惹 • 注意：无症状的患者也可能出现疼痛 • 多次操作此试验将引起压力增加

步骤

■ 嘱患者缓慢收缩股四头肌。

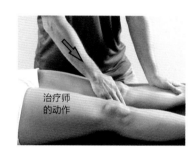

治疗师的动作

Lachman（拉赫曼）试验

目的	• 评估前交叉韧带的完整性
患者	• 仰卧位或坐位，患腿膝关节屈曲 30°
治疗师	• 站在患侧腿侧方 • 一只手放置在股骨远端 • 一只手握住胫骨近端
阳性体征解读	• 疼痛或过多的胫骨前移，伴随出现髌下韧带的斜面表明前交叉韧带损伤

步骤

■ 向前直接拉胫骨近端。

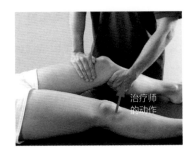

治疗师
的动作

髌骨移动轨迹

目的	● 评估髌股关节的移动轨迹
患者	● 坐在检查床边,双腿自然下垂
治疗师	● 面对患者坐,手放在患者膝上
阳性体征解读	● 第一部分测试时有疼痛,但第二部分测试时疼痛减轻为阳性,说明患者髌骨存在不良的移动轨迹

步骤

■ 嘱患者收缩股四头肌抵抗治疗师阻力,同时髋关节外旋。

■ 在膝关节屈曲的特定角度进行等长抗阻运动。

■ 中立位、30°、60°、90°、120° 测试是否有疼痛(第一部分)。

■ 将膝关节被动伸展,允许患者腿放松。

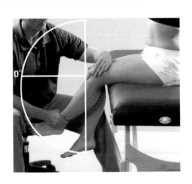

■ 治疗师向内侧移动髌骨并保持。

■ 嘱患者在疼痛位置收缩股四头肌。

■ 伸直膝关节保持髌骨外侧位置并重复最后的步骤(第二部分)。

Noble 试验

目的	● 评估髂胫束的紧张，导致股骨髁上出现摩擦激惹
	● 评估髂胫束摩擦综合征
患者	● 仰卧位，髋屈曲 90°，膝屈曲 90°
治疗师	● 站在检查床侧方
	● 一只手握住患者的足跟
	● 另一只手握住膝关节
	● 拇指放在膝关节外侧，正好在股骨外侧髁的近端约 2.5cm
	● 拇指用力压住
阳性体征解读	● 在膝关节伸展至 –30° 时出现外侧髁疼痛表明有髂胫束摩擦综合征

步骤
■ 保持压力。
■ 嘱患者缓慢伸展膝关节和髋关节。

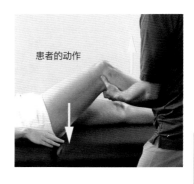

患者的动作

Ober（奥伯）试验

目的	● 评估髂胫束的紧张，并可能与股骨外上髁摩擦导致疼痛
患者	● 侧卧位
	● 在检查床上摆好体位便于上方腿下降至床面

治疗师	● 站在患者后方
	● 一只手放在髋关节处以固定
	● 另一只手握住患者小腿
阳性体征解读	● 如果腿不能下降至水平面以下，表明髂胫束紧张

步骤

■ 治疗师伸展患者的腿部并稍外展膝关节。

■ 缓慢下降腿。

■ 保持骨盆与腿的对齐。

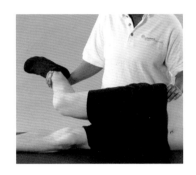

后抽屉试验

目的	● 评估 PCL 的完整性
患者	● 仰卧位
	● 被测腿：足放平，膝关节屈曲
治疗师	● 站在检查床旁
	● 被测腿的足部保持在中立位
	● 握住胫骨近端
阳性体征解读	● 正常的后交叉韧带只允许胫骨向后小幅度移动。受损的 PCL 较正常侧将允许更多的向后运动

注：PCL（posterior cruciate ligament），后交叉韧带。

步骤

■ 治疗师推胫骨近端向后来回移动。

■ 与正常侧对比，评估增加的移动幅度。

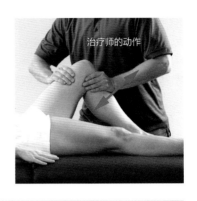

治疗师的动作

Q 角

目的	● 评估 Q 角（需要准备量角器以精准测量）
患者	● 解剖位站立位，膝关节伸展 ● 股骨中立位
治疗师	● 站在患者前方
阳性体征解读	● 女性：正常 Q 角 18°~20° ● 男性：正常 Q 角 13°~15° ● Q 角大于 20° 表明因股四头肌收缩导致髌骨向外侧滑动偏移，导致滑动轨迹障碍，以及髌骨软化症和髌骨半脱位 ● Q 角小于 13° 时表明髌骨向内侧滑动偏移，导致髌骨关节面内侧压力增加，造成髌骨软化症

步骤

- 量角器的轴心放置在髌骨中心。
- 量角器的固定臂与股四头肌腱平行并指向髂前上棘。
- 量角器的移动臂与髌韧带平行。

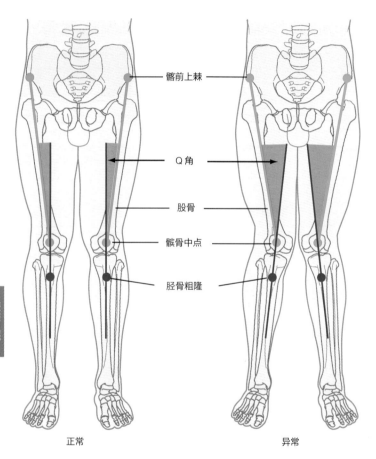

| 髂前上棘 |
| Q角 |
| 股骨 |
| 髌骨中点 |
| 胫骨粗隆 |

正常   异常

外翻应力检查

目的	• 评估膝关节内侧稳定组织的完整性，包括关节囊、内侧副韧带和交叉韧带
患者	• 仰卧位，膝关节伸展，稍外旋
治疗师	• 站在检查床侧方 • 一只手固定内踝 • 一只手握住膝关节外侧
阳性体征解读	• 评估时膝关节疼痛，膝关节过多的运动表明膝关节内侧稳定组织损伤

步骤

■ 在膝关节外侧向内压。

■ 为了评估内侧副韧带，把膝关节放置在屈曲 20°~30°。

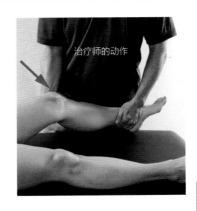

治疗师的动作

内翻应力检查

目的	• 评估膝关节外侧稳定组织的完整性，包括关节囊、外侧副韧带和交叉韧带
患者	• 仰卧位，膝关节伸展，稍外旋
治疗师	• 站在检查床侧方 • 一只手固定外踝 • 一只手握住膝关节内侧
阳性体征解读	• 评估时膝关节疼痛，膝关节过多运动表明膝关节外侧稳定组织损伤

步骤

■ 膝关节内侧向外压。

■ 为了评估外侧副韧带，把膝关节放置在屈曲 20°~30°。

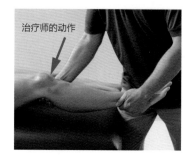

治疗师的动作

<table>
<tr><th colspan="3">评估表</th></tr>
</table>

与测试结果对应的符号或缩写。

（ ↑ = 增加， ↓ = 减少， L= 轻度， M= 中度， S= 重度，WNL= 正常， + = 阳性， − = 阴性）

AROM			
动作 / 身体侧	ROM 结果		疼痛评分
屈曲 R/L	↓ ↑ L M S WNL		L M S
伸展 R/L	↓ ↑ L M S WNL		L M S
内旋 R/L	↓ ↑ L M S WNL		L M S
外旋 R/L	↓ ↑ L M S WNL		L M S

注：AROM，主动关节活动范围。

PROM			
动作 / 身体侧	ROM 结果		疼痛评分
屈曲 R/L	↓ ↑ L M S WNL		L M S
伸展 R/L	↓ ↑ L M S WNL		L M S
内旋 R/L	↓ ↑ L M S WNL		L M S
外旋 R/L	↓ ↑ L M S WNL		L M S

注：PROM，被动关节活动范围。

MRT		
动作 / 身体侧	肌力检查结果	疼痛评分
屈曲 R/L	↓ ↑ L M S WNL	L M S
伸展 R/L	↓ ↑ L M S WNL	L M S
跖屈 R/L	↓ ↑ L M S WNL	L M S

注：MRT，徒手抗阻测试。

特殊检查		
检查	测试 /ROM 结果	疼痛 / 麻木
前抽屉试验	R / L + / −	L M S
挤压试验	R / L + / −	L M S
分离试验	R / L + / −	L M S
Clark 征	R / L + / −	L M S
Lachman 试验	R / L + / −	L M S
髌骨滑动轨迹	R / L + / −	L M S
Noble 试验	R / L + / −	L M S
Ober 试验	R / L + / −	L M S
后抽屉试验	R / L + / −	L M S
Q 角	R / L + / −	L M S
外翻应力检查	R / L + / −	L M S
内翻应力检查	R / L + / −	L M S

注：ROM，关节活动范围。

第七章 踝足部

前面观和内侧观

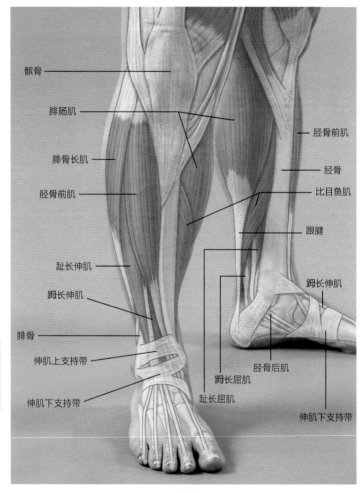

髌骨

腓肠肌

腓骨长肌

胫骨前肌

趾长伸肌

踇长伸肌

腓骨

伸肌上支持带

伸肌下支持带

胫骨前肌

胫骨

比目鱼肌

跟腱

踇长伸肌

胫骨后肌

踇长屈肌

趾长屈肌

伸肌下支持带

外侧观

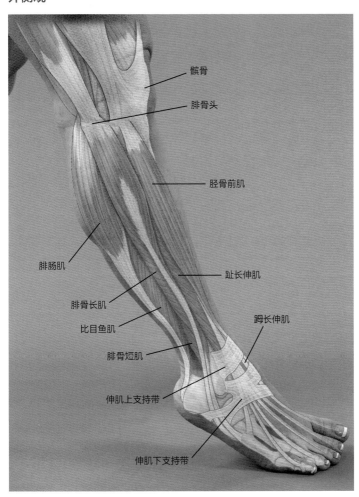

髌骨

腓骨头

胫骨前肌

腓肠肌

趾长伸肌

腓骨长肌

比目鱼肌

踇长伸肌

腓骨短肌

伸肌上支持带

伸肌下支持带

触发点牵涉
踝部触发点牵涉模式

肌肉	跟骨区域	踝背侧	足麻木	踝外侧	踝内侧
小趾展肌				√	
拇展肌			√		
拇收肌			√		√
趾长伸肌		√	√		
趾长屈肌					√
拇长屈肌			√		
腓肠肌					√
腓骨短肌				√	
腓骨长肌			√	√	
第三腓骨肌		√		√	
比目鱼肌	√		√		√
胫骨后肌	√				

小腿触发点牵涉模式

肌肉	小腿前侧	小腿外侧	腓肠肌区域
长收肌	√		
趾长屈肌			√
腓肠肌		√	√
臀小肌		√	√
腓骨短肌		√	
腓骨长肌		√	
跖肌			√

肌肉	小腿前侧	小腿外侧	腓肠肌区域
半膜肌，半腱肌			√
比目鱼肌			√
胫骨前肌	√		
胫骨后肌			√
股外侧肌		√	

足部触发点牵涉模式

肌肉	踇趾和小趾下方	跖骨头	足弓和中足	足跟	足的顶部	所有足趾的顶部	足趾麻木
小趾外展肌		√		√			
踇展肌			√	√			√
踇内收肌		√	√				√
趾短伸肌					√		
趾长伸肌					√	√	√
踇短伸肌					√		
踇长伸肌					√	√	
小趾趾短屈肌		√					
趾短屈肌		√					
趾长屈肌	√		√				
踇短屈肌	√					√	
踇长屈肌	√	√					√
腓肠肌			√	√			
骨间肌		√			√	√	√
腓骨长肌							√
比目鱼肌			√	√			
胫骨前肌					√	√	
胫骨后肌	√	√	√	√			

第七章　踝足部

胫骨前肌

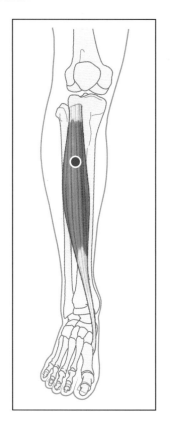

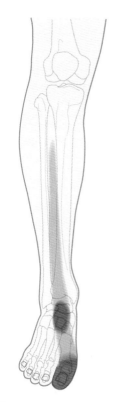

● 胫骨前肌

伸肌

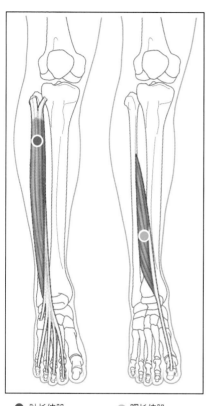

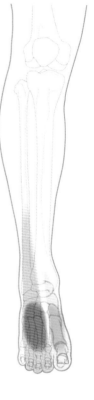

● 趾长伸肌   ● 跰长伸肌

腓骨长肌和腓骨短肌

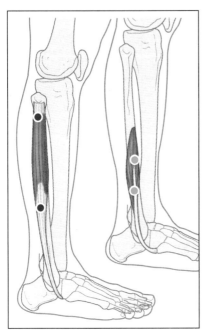

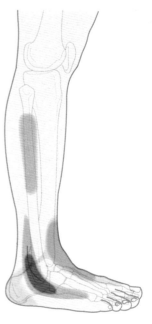

● 腓骨长肌　　　● 腓骨短肌

屈肌

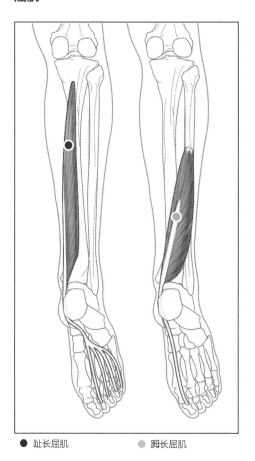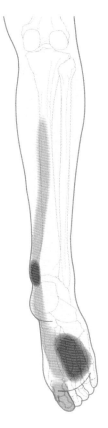

● 趾长屈肌　　　● 跗长屈肌

223

胫骨后肌

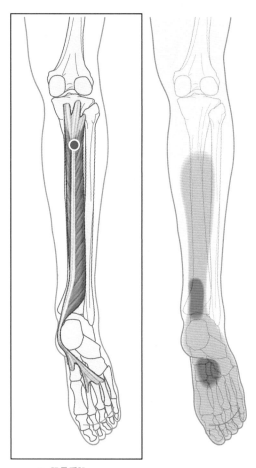

● 胫骨后肌

姆展肌和姆收肌

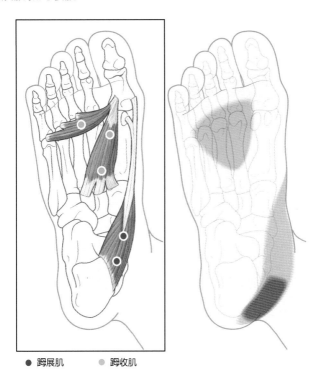

- ● 姆展肌
- ● 姆收肌

趾短屈肌　　　　　趾短伸肌

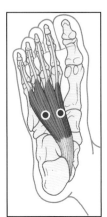

● 趾短屈肌

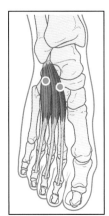

● 趾短伸肌

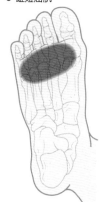

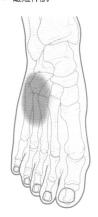

ROM 评估
AROM

动作	正常 ROM	关节
跖屈	50°	距小腿关节
背伸	20°	距小腿关节
旋后	45°~60°	距下关节
旋前	15°~30°	距下关节

目的	• 评估踝关节的 ROM • 作为进一步测试的基线 • 观察步态模式
患者	• 负重：站立 • 不负重：坐位或仰卧位
治疗师	• 站在患者前方
阳性体征解读	• ROM 减小，伴有疼痛 • 疼痛表示伴有收缩性组织、惰性组织或关节病理性改变（如关节炎），韧带损伤或关节囊损伤，张力过高，神经压迫痛，肌腱变性，囊肿，腱鞘炎，活动性触发点转移和半月板损伤

注：ROM，关节活动范围；AROM，主动关节活动范围。

步骤：负重
跖屈
■ 嘱患者踮起足尖（提踵）。

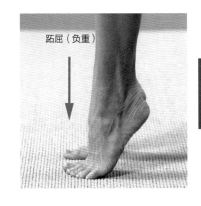

跖屈（负重）

背伸

■ 嘱患者将前足抬离地面，就
像站在足跟上一样。

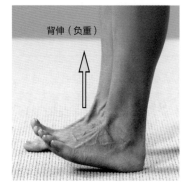

背伸（负重）

旋前

■ 嘱患者站在足内侧边缘。

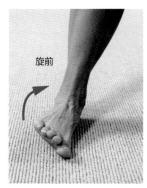

旋前

旋后

■ 嘱患者站在足的外侧边缘。

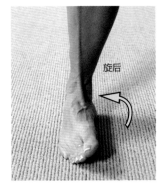

旋后

步骤：不负重
跖屈

■ 嘱患者足趾远离身体。

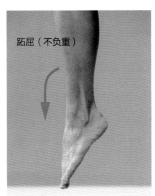

跖屈（不负重）

背伸

- 嘱患者将足趾靠近身体。

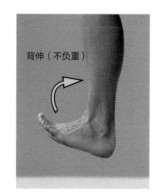

背伸（不负重）

旋后

- 嘱患者将足底向内移动。

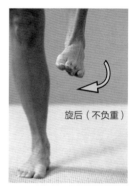

旋后（不负重）

旋前

■ 嘱患者将足底向外移动。

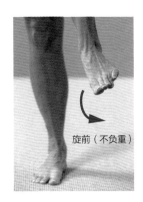

旋前（不负重）

PROM

目的	• 关节稳定性测试
	• 双侧对比
	• 评估关节 / 游离体的终末感
	• 确定愈合阶段
患者	• 仰卧位
治疗师	• 站在患者前面或旁边
阳性体征解读	• 阳性特征：所有运动的 ROM 减小
	• 疼痛和 ROM 减小的原因：纤维瘢痕组织限制、关节囊损伤、软组织（如滑囊、神经）撞击、韧带损伤、骨关节炎、肌肉痉挛
	• 疼痛：可能累及惰性组织
	• 活动开始时疼痛：急性期或早期愈合
	• 活动末端时疼痛：亚急性期
	• 牵伸时疼痛：慢性期或成熟期
	• 病理性终末感：可能的疼痛
	• 正常终末感：组织牵伸

注：PROM，被动关节活动范围；ROM，关节活动范围。

步骤

跖屈

- 治疗师固定患者踝关节近端的胫骨。
- 治疗师对患者足背施加压力，使其向足底屈曲。

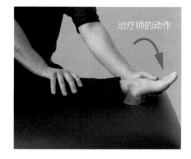

背伸

- 患者膝关节轻度屈曲。
- 治疗师握住患者足跟，并用前臂支撑足的其他部位。
- 治疗师用前臂对患者前足施加压力，使其足背伸。

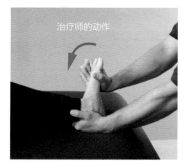

内翻

- 治疗师从足底握住患者足部，固定踝关节近端的胫骨。
- 治疗师将患者足转向内侧。

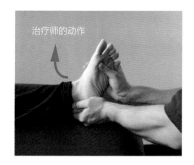

外翻

■ 起始位与内翻相同, 将患者足转向外侧。

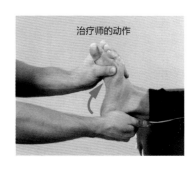

治疗师的动作

MRT

目的	• 评估肌力、促进运动的能力、损伤涉及的肌肉、患者主诉中可能涉及的肌肉
患者	• 仰卧位或坐位
治疗师	• 站立位
阳性体征解读	• 有力无痛: 肌腹或肌腱无损伤或神经功能缺陷
	• 有力疼痛: 肌腱或肌腹的轻微损伤
	• 无力疼痛: 肌腹或肌腱可能部分断裂, 可能是疼痛所致肌肉抑制, 如骨折, 肿瘤或触发点
	• 无力无痛: 支配肌肉的神经断裂, 与神经测试相关; 或者可能有肌腱或肌腹完全断裂

注: MRT, 徒手抗阻测试。

步骤
跖屈

- 治疗师稳定患者下肢，一只手放在胫骨后方，另一只手放在足底。
- 患者抵抗移动。

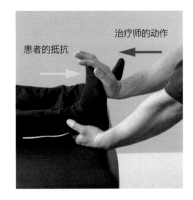

背伸

- 治疗师用一只手稳定患者小腿，另一只手放在患者足背，试图使患者足跖屈。
- 患者抵抗移动。

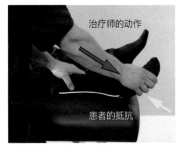

旋前

- 治疗师稳定患者小腿，另一手放在足内侧。
- 治疗师尝试将足外翻以抵抗患者的阻力。

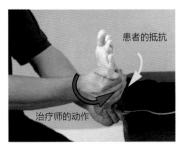

旋后

- 治疗师一只手稳定患者小腿，另一只手置于足外侧。
- 治疗师试图将患者的足内翻以抵抗患者的阻力。

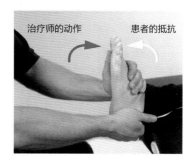

治疗师的动作　　　患者的抵抗

MRT 参考表：踝与足

肌肉	跖屈	背伸	内翻	外翻
趾长伸肌		√		√
姆长伸肌		√	√	
趾长屈肌			√	
趾长屈肌（弱）	√			
姆长屈肌			√	
姆长屈肌（弱）	√			
腓肠肌	√			
腓骨短肌				√
腓骨长肌				√
腓骨长肌（辅助）	√			
跖肌（弱）	√			
腓骨短肌（辅助）	√			
比目鱼肌	√			
胫骨前肌		√	√	
胫骨后肌	√		√	

注：MRT，徒手抗阻测试。

第七章　踝足部

235

评估参考表：踝关节

评估	踝关节扭伤	胫前痛	跟腱病理性变化	小腿后方痛、红、热	高张张力	外侧踝关节扭伤疼痛	内侧踝关节扭伤疼痛	神经瘤	足底筋膜炎	胫后痛	拉伤	踝管综合征	刺痛、麻木、感觉异常
前抽屉试验	√												
AROM	√	√	√			√	√		√	√			
跟腓韧带应力检查	√					√							
三角韧带应力检查	√						√						
腓肠肌长度评估			√		√				√				
腓肠肌肌力评估			√		√								
Homan 征				√									
MRT	√	√	√		√	√	√		√	√	√		
莫顿神经瘤								√					
PROM	√	√	√		√	√	√		√	√	√		√
比目鱼肌长度 / 肌力评估			√		√						√		
Thompson 试验			√										
胫骨后肌按压试验					√					√	√	√	
Tinel 征												√	√

注：AROM，主动关节活动范围；MRT，徒手抗阻测试；PROM，被动关节活动范围。

目的	• 评估距腓前韧带的完整性
患者	• 坐位
治疗师	• 跪蹲于患者前面
	• 一只手放在踝关节近端前方以稳定关节
	• 另一只手握住跟骨
阳性体征解读	• 距骨前向运动，可能伴有嘎吱声，提示韧带松弛或距腓前韧带断裂

步骤

■ 治疗师一只手向下拉跟骨。

■ 将踝关节置于 20° 跖屈位。

■ 向前推跟骨。

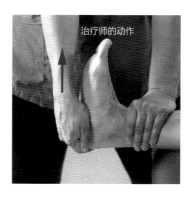

治疗师的动作

目的	● 评估跟腓韧带扭伤
患者	● 坐位，腿悬于桌边
治疗师	● 站在患者前方 ● 一手放在踝关节近端前方以稳定关节 ● 另一只手握住跟骨
阳性体征解读	● 韧带部位疼痛和过度活动表明跟腓韧带损伤

步骤

■ 握住跟骨，保持踝中立位。

■ 在被动运动范围末端，施加压力将足跟内翻。

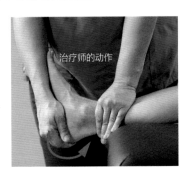

治疗师的动作

目的	● 评估三角韧带可能的损伤
患者	● 坐位 ● 腿悬于桌缘
治疗师	● 一手在踝关节近端稳定小腿
阳性体征解读	● 过多的运动和韧带局部疼痛表明三角韧带急性损伤 ● 亚急性损伤常见肌肉痉挛

第七章 踝足部

238

步骤

- 前束韧带评估：治疗师握着患者足背表面，进行被动外翻和跖屈，末端加压。

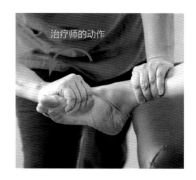

- 中间韧带评估：治疗师握着患者跟骨，进行被动运动和后足外翻，末端加压。

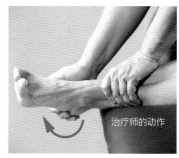

- 后束韧带评估：握住患者足底固定；进行被动的足外翻和背伸，末端加压。

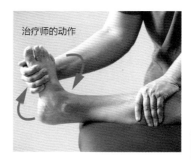

腓肠肌长度评估

目的	• 比较腓肠肌的长度
患者	• 仰卧位，足跟放在治疗床边缘
治疗师	• 站在床侧方 • 一只手握住跟骨 • 另一只手稳定足底
阳性体征解读	• 比较左、右腓肠肌长度在运动范围上的差异 • 不能达到 20° 背伸，提示腓肠肌缩短

步骤

■ 治疗师从下方牵引患者跟骨，
  使其被动地将踝关节置于背
  伸位。

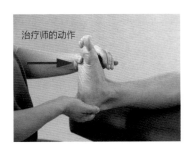

治疗师的动作

腓肠肌肌力评估

目的	• 评估腓肠肌的肌力
患者	• 俯卧位，待测试腿伸直 • 足悬在治疗床旁，踝关节处于中立位
治疗师	• 站在治疗床侧方
阳性体征解读	• 患者无法抵抗阻力表示腓肠肌力减弱

步骤

■ 治疗师手置于患者足底并给予压力。

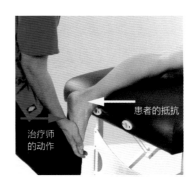

患者的抵抗

治疗师的动作

Horman 征检查

目的	● 评估 DVT
患者	● 坐在治疗床边缘
治疗师	● 站在治疗床末端
阳性体征解读	● 背伸疼痛是 DVT 的一个可能体征
	● 其他 DVT 体征：小腿后部疼痛和发红

注：DVT（deep vein thrombosis），深静脉血栓。Horman 征，又称直腿伸踝试验。

步骤

■ 治疗师支撑踝关节，用力使患者足背伸。

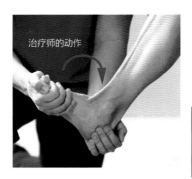

治疗师的动作

莫顿神经瘤评估

目的	• 评估莫顿神经瘤
患者	• 坐在治疗床缘
治疗师	• 站在治疗床末端，握住受试的足
阳性体征解读	• 阳性体征：神经瘤部位剧痛 • 疼痛会随着活动增加而加剧

步骤

■ 在跖趾关节处向足内侧缘和
外侧缘施加压力进行挤压。

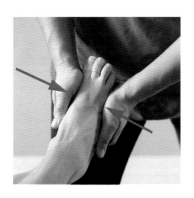

比目鱼肌长度评估

目的	• 评估张力过高的比目鱼肌
患者	• 坐位，膝屈曲于治疗床缘
治疗师	• 站在治疗床末端，一只手握住跟骨 • 另一只手沿着跖骨固定足底外侧缘
阳性体征解读	• 如果不能达到 20° 背伸，则提示比目鱼缩短

- 在跟骨处施加向下的牵引力使足背伸。
- 固定手防止足内外翻。
- 可在背伸 20° 时使用。

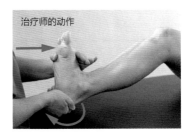

治疗师的动作

比目鱼肌肌力评估

目的	• 评估比目鱼肌肌力
患者	• 俯卧位，测试腿膝关节屈曲 90°
治疗师	• 站在桌子末端
阳性体征解读	• 不能将踝关节保持在跖屈提示比目鱼肌无力

步骤

- 将测试的踝关节放在跖屈位。
- 请患者保持住。
- 治疗师向足底施加压力。

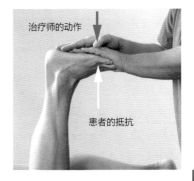

治疗师的动作

患者的抵抗

Thompson（汤普森）试验

目的	● 评估跟腱的完整性
患者	● 俯卧位
治疗师	● 站在患者小腿侧方
阳性体征解读	● 阳性表现：由于可能的跟腱断裂，未出现跖屈活动

步骤

■ 治疗师握住患者小腿背侧肌
肉，然后在肌肉 – 肌腱联合
处轻轻挤压。

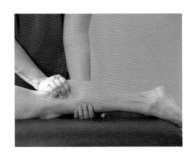

胫骨后肌按压试验

目的	● 胫骨后侧疼痛
患者	● 仰卧位，髋关节微屈，膝关节屈曲 90°
治疗师	● 站在患者小腿侧方
阳性体征解读	● 阳性表现：可复制患者主诉症状，小腿后筋膜室疼痛

步骤

- 治疗师双手抓住患者小腿前部。
- 手指沿着胫骨后侧/内侧缘按压软组织。

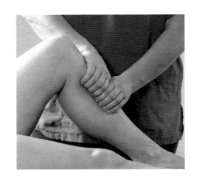

Tinel（蒂内尔）征检查

目的	● 评估踝管综合征
患者	● 坐位
治疗师	● 站在患者前方
阳性体征解读	● 阳性表现：刺痛、麻木、疼痛、感觉异常

步骤

- 将踝关节置于背伸外翻位。
- 治疗师手指轻叩内踝远端。

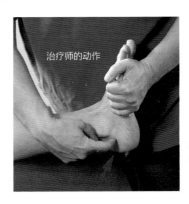

治疗师的动作

评估表

与测试结果对应的符号和缩写。

（↑ = 增加；↓ = 减少；L = 轻度；M = 中度；S = 重度；
WNL = 正常；+ = 阳性；− = 阴性。）

AROM：负重		
动作 / 身体侧	ROM 结果	疼痛评分
	↓　↑　L　M　S　WNL	L　M　S
背伸　R/L	↓　↑　L　M　S　WNL	L　M　S
旋后　R/L	↓　↑　L　M　S　WNL	L　M　S
旋前　R/L	↓　↑　L　M　S　WNL	L　M　S

AROM：无负重		
动作 / 身体侧	ROM 结果	疼痛评分
跖屈　R/L	↓　↑　L　M　S　WNL	L　M　S
背伸　R/L	↓　↑　L　M　S　WNL	L　M　S
旋后　R/L	↓　↑　L　M　S　WNL	L　M　S
旋前　R/L	↓　↑　L　M　S　WNL	L　M　S

AROM：负重		
动作 / 身体侧	ROM 结果	疼痛评分
跖屈　R/L	↓　↑　L　M　S　WNL	L　M　S
背伸　R/L	↓　↑　L　M　S　WNL	L　M　S
旋后　R/L	↓　↑　L　M　S　WNL	L　M　S
旋前　R/L	↓　↑　L　M　S　WNL	L　M　S

MRT		
动作 / 身体侧	肌力检查结果	疼痛评分
跖屈　R/L	↓　↑　L　M　S　WAL	L　M　S
背伸　R/L	↓　↑　L　M　S　WAL	L　M　S
内翻　R/L	↓　↑　L　M　S　WAL	L　M　S
外翻　R/L	↓　↑　L　M　S　WAL	L　M　S

特殊检查		
检查	检查 /ROM 结果	疼痛 / 麻木
前抽屉试验	R / L + / −	L　M　S
跟腓韧带应力检查	R / L + / −	L　M　S
三角韧带应力检查	R / L + / −	L　M　S
Horman 征检查	R / L + / −	L　M　S
莫顿神经瘤评估	R / L + / −	L　M　S
Thompson 试验	R / L + / −	L　M　S
胫骨后肌按压试验	R / L + / −	L　M　S
Tinel 征检查	R / L + / −	L　M　S

检查	ROM 结果	肌力 / 疼痛
腓肠肌长度	R / L ↓ ↑	↓　↑　L　M　S
腓肠肌肌力	R / L ↓ ↑	↓　↑　L　M　S
比目鱼肌长度	R / L ↓ ↑	↓　↑　L　M　S
比目鱼肌肌力	R / L ↓ ↑	↓　↑　L　M　S

第八章　治疗

建议	说明
• 全面了解患者病史	• 贯穿问诊 • 使用 ICAMP 和 OPQRST
• 记录 ROM、视诊、触诊结果，以及使用的特殊检查	• 如果不记录检查结果，就相当于未进行检查 • 医疗文档记录对检查者、受试者和体现专业化都有益处
• 治疗之前需进行全方位的热身	• 为进一步的工作做好准备 • 让患者有机会适应你的触碰 • 减轻患者的不适感
• 处理高张力组织，首先需先建立平衡	• 使用交互抑制原理处理
• 条件允许时应对肌肉整体化治疗	• 附属结构和肌肉全长
• 在治疗后进行深压轻抚法使整个治疗区域发红	• 给予患者圆满感 • 有助于预防或控制按摩治疗后产生的酸痛
• 牵伸治疗后的区域	• 使组织恢复正常的张力 • 有助于建立身心连接 • 有助于延长治疗效应
• 治疗不足与治疗过度 • 注意组织是否出现过度治疗的迹象	• 压痛区域增加 • 炎症增加 • ROM 减小 • 患者无法在此过程中处于放松状态
• 家庭训练建议 • 牵伸 • 水疗 • 改变生活方式 • 记录建议与意见	• 牵伸：治疗师示范 • 需要患者根据示范进行演示 • 给出书面说明：包括如何执行、时长和频率

注：ICAMP 见第 3 页；OPQRST 见第 4 页。

- 根据患者的健康史考虑给予按摩治疗是否安全。
- 通过患者的受伤史记录，我们需确定：
  - 是否为患者进行按摩治疗。
  - 受伤的严重程度如何。
  - 哪些结构受影响。
  - 患者处于恢复过程中的哪一个阶段。

愈合的三个阶段

　　受伤后的愈合过程分为三个不同的阶段，每个阶段都有独特的体征、症状、治疗目标和推荐使用的技术。这些阶段将在下面详细讨论。

第一阶段：急性期（炎性反应期）

第一阶段：症状和体征

- ROM 起始端疼痛。
- 肿胀、发红和发热。
- 功能障碍。
- 弥漫性疼痛、休息时疼痛和运动疼痛。

治疗目标	推荐治疗技术
● 在控制疼痛的情况下尽量保持更多的 ROM	● 冰敷 20 分钟减轻疼痛和肿胀
● 尽量保留相邻关联结构的功能	● 淋巴引流和淋巴回流贴扎
● 控制炎症	● 必要时加压
● 控制疼痛	● 休息和抬高受伤区域
● 控制 / 减轻肿胀	● 被动摆放技术
● 减轻疼痛	● 控制疼痛下维持 PROM
● 刺激以增加受伤部位的血液循环	● AROM
	● 按摩治疗以维持相关结构的功能
	● 肌肉能量技术（muscle energy technique, MET）

第二阶段：亚急性期（愈合期）

第二阶段：体征和症状
- 在 PROM 的末端或接近末端时疼痛。
- 第一阶段的症状和体征减轻。
- 活动时疼痛增加。

治疗目标	推荐治疗技术
• 促进愈合：沿着应力线愈合 • 防止粘连 • 促进循环 • 促进胶原蛋白的产生 • 疼痛、炎症反应、痉挛和出血减少 • 增加无痛 ROM • 控制继发性水肿 • 触发点和压痛点减少 • 刺激以增加患处淤血组织的循环 • 促进组织以正确力线方向排列	• 冰敷 20 分钟以减轻肿胀和疼痛 • 淋巴引流和淋巴回流贴扎 • 加压冷敷 10 分钟以减少神经兴奋性、减轻疼痛 • 冷热交替冲洗，时长比例为 3∶1（冷–热） • PROM 和被动摆放技术 • 交互抑制技术 • 温和的肌肉能量技术 • 横向纤维弹拨（跨纤维弹拨）瘢痕组织和粘连部分 • 牵伸组织：静态牵伸、肌肉能量技术和压抚法 • 贴扎可提供支持和减轻肌肉紧张和疼痛

第三阶段：慢性期（成熟期）

第三阶段：体征和症状
- PROM 牵伸时出现疼痛，特定动作时出现疼痛。
- 产生疼痛的活动主要来源于粘连和过度运动。
- 肌力和功能尚未完全恢复。
- 此阶段的持续时间长，愈合过程减慢。

治疗目标	推荐治疗技术
• 建立并恢复正常模式 • 治疗可能会导致在短时间内重新回到亚急性阶段 • 肌力恢复不是现阶段的首要目标。等到愈合时机成熟，并且组织已经具备相应条件时，就可以开始增强肌力 • 增加无痛 ROM • 增加受伤组织的功能 • 增加受伤组织的活动能力和强度 • 保持关联附属结构的强度	• 水疗：每次应用热水浴不超过 20 分钟 • 冰敷（冷疗）：在运动治疗前使用冰杯按摩。可在弹拨按摩治疗之前使用，以通过使组织受冷麻木来减轻疼痛 • 横向弹拨纤维可松解愈合不良的组织 • 徒手抗阻训练加强组织力量 • 触发点治疗 • 将所有粘连剥离 • 固定与牵伸 • 患者需积极参与 • AROM 和 PROM 训练 • 贴扎可提供支撑，减轻组织紧张和疼痛，并增加受伤组织的强度

基本技术
轻抚法 / 滑推

全手掌完全接触患者身体并根据身体轮廓进行滑推。

作用	应用建议
• 移动组织液 • 改善局部循环 • 产生舒适的感觉并放松肌肉 • 产生表面热量 • 压缩、牵伸并延展浅表组织和肌肉 • 缓解疼痛	• 在触摸患者前充分解释 • 按摩连贯 • 皮肤潮红 • 对组织进行评估 • 适当使用润滑剂 • 损伤部位附近进行淋巴引流

弹拨技术

一系列将浅筋膜压向深层结构的技术。

说明	作用

• 压紧并牵伸组织
• 将浅筋膜压向深层结构，直到遇到阻力为止
• 等待牵伸和释放
• 牵伸方向：在肌肉纤维上以横向、纵向或复合方向进行牵伸
• 用拳头、手掌、拇指或固定住的手指
• 适用于特定的区域或广泛的区域
	• 牵伸和延展肌肉组织
	• 筋膜限制减轻
	• 以下几点增加
	  • 胶原重塑
	  • 肌肉的柔韧性
	  • 肥大细胞释放组胺
	  • 局部血流量
	  • 局部组织液流动

画圈弹拨

保持浅筋膜按压固定到下方深层结构，并以画圈的运动轨迹进行弹拨。

作用	应用建议
• 直接牵伸和延展肌肉纤维 • 将浅筋膜与下方深层结构分开	• 用于牵伸和延展紧张组织 • 用于将皮肤与皮肤下面的结构分开 • 用于触诊和评估

控制局部血流 / 静态按压，直接给予压力

压力直接作用于组织：将浅筋膜固定至较深的结构上等待释放（使用手指、指关节或肘部来完成）。

作用	应用建议

• 暂时造成局部缺血：以清除组织液
• 间接充血：促使新鲜血液流入该区域
• 中断疼痛痉挛 – 疼痛循环
• 以机械方式分离肌小节
	• 用于处理：
	  • 紧张高张组织
	  • 触发点
	  • 穴位
	  • 反射点

产热弹拨

使用手的尺侧或手掌按压筋膜并快速摩擦浅筋膜以产生热量。

作用	应用建议
• 向接触区域直接产生热量 • 由于产热局部区域的血管舒张增加	• 为下一步的治疗预热部分区域 • 用于增强局部组织液循环 • 用于肌肉放松

纵向弹拨

向下施加压力直至遇到阻力为止，并沿着肌肉纤维方向来回移动筋膜。

作用	应用建议
• 直接分离肌肉纤维 • 促进纤维方向排列正确 • 对患者来说，刺激要少于横向弹拨技术	• 与肌纤维方向保持一致 • 介于肌肉起止点之间 • 肌腱连接点

横向 / 交叉纤维 / 水平弹拨

向下施加压力直至遇到阻力为止，垂直于肌肉纤维方向来回移动筋膜。要点是始终向一个方向移动。

说明	应用建议
• 对需要治疗的区域稍微进行一些牵伸 • 用拇指或其余四指 • 施加压力时需用力直至遇到阻力为止，以确保手指移动时不是在皮肤上滑动，并且于指需垂直于需要治疗的组织 • 可不用或用少量润滑油 • 确保目标组织被治疗 • 始终保持在一个方向移动，然后轻轻抬起，并在起点处重新开始	• 在肌腱和腱膜的连接处使用 • 适用于愈合不良的瘢痕组织 • 用于刺激胶原蛋白的产生 • 激活肌腱的高尔基腱器反应以放松组织

压捏法 / 揉捏法

提起、分离和揉捏的按摩。用单手或双手握住治疗区域，做抓紧、提起和挤压动作，将浅筋膜从下方深层结构中拉起。

作用	应用建议
• 减轻水肿	• 使整体热身和特定区域变暖
• 牵伸、延展和放松组织	• 松解粘连
• 防止肌肉僵硬和产生酸痛	• 放松和软化组织
• 活化皮肤	• 组织中的空隙增加
• 减轻肌肉萎缩	• 为下一步的按摩做准备
• 肌张力增加	• 改善皮肤和肌肉的颜色
• 改善腹部的消化和排泄功能	• 营养交换增加

滚皮法

将组织抓起使其处于拇指、示指和中指之间；轻轻拉起组织并使其滚动跨越过所需治疗的区域。

作用	应用建议
• 打破浅筋膜和较深结构之间的粘连	• 在对触发点治疗之前使用
• 释放被卡压的神经末梢	• 用于减轻瘢痕组织和粘连
• 循环增加	• 松解黏附的毛细血管或神经末梢
• 组织的柔韧性和可动性增加	
• 疼痛减轻	

剥法

将组织压到下方深层结构中，并将其固定在深层结构上，使用单根手指在组织上压推，需要能感觉到组织阻力的强度。

作用	应用建议
<ul><li>分离肌纤维</li><li>延长肌肉纤维</li><li>增加组织充血</li><li>增加组织的柔韧性</li><li>缩短治疗范围以治疗触发点</li></ul>	<ul><li>粘连的肌肉和筋膜</li><li>组织紧张</li><li>组织缺血</li><li>固定组织</li><li>触发点</li><li>筋膜粘连</li></ul>

叩击法 / 敲击

有节奏的击打组织。

作用	应用建议
<ul><li>机械震动机制松动肺部或窦道上的黏液</li><li>增加对神经系统的刺激</li><li>振奋精神，促醒患者</li><li>引起肌肉收缩和反射性放松</li></ul>	<ul><li>改善肌肉张力</li><li>降低呼吸不畅 / 窦道阻塞</li><li>影响生殖系统、消化系统、泌尿系统的反射兴奋性（可在骶骨上短时间使用）</li><li>影响反射性放松（长时间、轻柔地进行）</li></ul>

振动法 / 推挤法

快速有节奏地摇动组织，用指尖或手操作。

可用精细、粗放或摇摆的方式进行按摩。施加振动时对肢体施加或不施加牵引力均可，这也是一种在触碰患者前的过渡或入门技术。

作用	应用建议
• 局部循环增加 • 刺激肌肉中的机械感受器 • 牵引后关节重新分泌润滑液 • 关节使用时刺激滑液分泌 • 局部窦道阻塞减轻 • 疼痛减轻	• 整体放松增加 • 张力降低 • 松动表层组织降低 • ROM 增加 • 放松浅表组织 • 保护性肌紧张降低 • 增加局部循环以改善局部细胞营养 • 应用于窦腔上有助于疏通阻塞

基本水疗指引

水疗可以增加治疗作用，在患者再次复诊前可以作为家庭训练来缓解不适。

水疗治疗目标
• 炎症反应减轻
• 神经活动减轻
• 进行深部治疗或冷按摩前放松组织
• 胶原蛋白的产生增加
• 冲洗淤塞区域组织

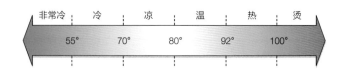

血管冲击技术的应用

血管冲击：冷和热的应用

- 形成血管泵。
- 促进水肿消除。
- 刺激局部循环。
- 组织淤塞减轻。
- 刺激免疫应答。
- 用于亚急性或慢性阶段。

冷疗法和热疗法的应用

热疗	冷疗
• 慢性期	• 急性期
• 慢性（成熟）愈合阶段	• 出血
• 用于血管冲击	• 炎症减轻
• 促进胶原蛋白形成柔韧性	• 疼痛减轻
• 减少痉挛和紧张	• 减慢神经活动
• 进一步治疗前进行	• 按摩治疗前使组织麻木
• 触发点治疗后进行	• 运动前使组织麻木
• 评估病变组织（随着健康组织的松弛，病变组织会自我显现）	• 痉挛

一般生理效应

热疗	冷疗
增加 / 促进：	增加：
● 局部组织血流和代谢	● 血管收缩
● 局部血管扩张	● 麻醉作用
● 皮肤中的淋巴和静脉循环	
● 局部浅表组织温度	降低：
● 胶原蛋白和结缔组织的柔韧性	● 局部组织代谢
● 水肿形成（如果已经存在）	● 局部组织血流（最初）
● 代谢率，通过白细胞水平上升愈合加速	● 传导速度
● 汗液代谢消除废物	● 牵张反射
	● 水肿
降低：	● 淋巴及静脉回流
● 疼痛（镇痛作用）	
● 肌肉痉挛，可能抽筋	

常见冷疗法和热疗法的禁忌证

热疗	冷疗
● 急性炎症	● 冻伤、雷诺病
● 灼伤、皮肤破损 / 炎症	● 对"冷"过敏、畏寒
● 最近或潜在的出血	● 神经位于浅层皮下的区域
● 发热	● 皮肤破损、灼伤
● 皮肤感觉下降	

注意： 在使用热疗或冷疗时，请在热袋（或冰袋）和皮肤之间放置一条毛巾，以免灼伤或冻伤皮肤。除与患者沟通外，最重要的是治疗师需亲自核实温度，尤其针对老年人。

急性期水疗目标

■ 炎症和疼痛减轻。

■ 在横向纤维弹拨前使之麻痹（需要时提供）。

■ 在冷按摩之前使目标区域麻痹（AROM、PROM）。

工具	说明	应用	优点及用途
● 冰敷包 ● 冰袋	● 凝胶冰袋 ● 袋装冷冻蔬菜 ● 玉米糖浆倒在一个密实袋中；冻结后即可使用	● 使用 ≤ 20 分钟 ● 始终在患者和冰袋之间放置毛巾	● 炎症减轻 ● 疼痛减轻 ● 神经活动降低 ● 痉挛减轻
● 冰浴	● 盆里盛满冰水混合物	● 浸入时间≤ 8 分钟 ● 移开 2~5 分钟，重新浸泡，重复 20 分钟	● 浸泡后通过血液循环增加，疼痛减轻 ● 非常适合工作后手臂酸痛
● 加压冷敷	● 将干净的毛巾浸入冰水中，并敷在皮肤上	● 敷 5~8 分钟或直到毛巾达到体温	● 舒缓神经系统 ● 减慢神经活动 ● 疼痛减轻
● 冰按摩	● 将纸杯装满水并冻结 ● 使用前撕开杯底即可	● 在小范围内使用 ● 小圈涂抹，保持冰块移动	● 用于麻痹产生关节疼痛的 ROM 活动 ● 按摩治疗前麻痹相关组织

亚急性阶段的水疗应用

亚急性期水疗目标
- 清除细胞碎屑。
- 促进血液循环改善愈合。
- 减轻疼痛。
- 刺激滑膜活动以改善 ROM。
- 刺激胶原蛋白的产生（应用热）。

应用工具	应用	优点及用途
● 血管冲击 ● 对患者使用冷热疗法 ● 首选冰袋 ● 可使用敷袋 ● 始终在患者与热垫或冰袋之间放置毛巾	● 交替使用热敷袋和冰袋 20 分钟 ● 使用 3：1 比率：3 分钟的冷疗到 1 分钟的热疗，并以冷疗结束	● 改善循环，带来新的组织液进入受损组织 ● 清理淤塞组织、细胞碎片 ● 减轻疼痛 ● 增加 ROM
● 在急性期的所有应用建议	● 见水疗的急性期	● 见水疗的急性期

慢性阶段的水疗应用

慢性期水疗目标
- 减轻疼痛。
- 循环（使局部充血）增加。
- 胶原蛋白的产生增加。
- 高张紧张降低。
- 冲掉淤塞组织液体。
- 让组织为进行更进一步的治疗做准备（肌筋膜、深层组织、触发点）。

应用工具	应用	优点及用途
• 血管冲击 • 对患者使用冷热疗法 • 首选冰袋 • 可使用敷袋	• 交替使用热敷袋和冰袋20分钟 • 使用3:1比率:3分钟的冷疗到1分钟的热疗,并以冷疗结束	• 改善循环,带来新的组织液进入受损组织 • 清理淤塞组织,细胞碎片 • 减轻疼痛 • 增加 ROM
• 湿热的敷巾 • 在湿敷巾和皮肤之间放置一条毛巾	• 持续使用到敷料冷却到室温为止	• 湿热敷料会比加热垫使热量更深地穿透到皮肤中 • 增加热疗效果
• 加热垫	• 一次 ≤ 20分钟	• 患者易于购买和使用
• 湿热治疗敷袋 • 在使用前,用毛巾将热敷包包好 • 将毛巾放在要热敷的部位上 • 包裹热敷包 • 向患者询问热量;如有必要,可多用毛巾 • 永远不要让患者躺在热敷包上	• 放置在治疗区域上最多20分钟 • 谨慎使用!务必与患者核对温度	• 将比干热能更深地渗透皮肤组织 • 可以作用于所有治疗目标
• 浸蜡法 • 使用医用石蜡进行热敷	• 将清洁的手或足浸入石蜡7~10次 • 可以使用刷子涂抹热的7~10层石蜡涂层 • 先用塑料包裹,然后用毛巾包裹 • 达到室温时,清除石蜡 • 请勿重复使用石蜡	• 因为石蜡在冷却中会产生一个外壳,致使石蜡的热效应时间更长,故而热效应能更深入组织 • 可用于肌腱病、关节炎关节、触发点、关节疼痛

创伤性疼痛（组织）

创伤性疼痛是由组织损伤引起的，常被描述为锐痛、钝痛或酸痛。通常分为两类。

躯体痛	内脏痛
• 源于皮肤、肌肉、关节、骨骼和韧带 • 由受损组织和炎症引起的伤口，以及扭伤造成 • 由缺血缺氧引起（缺血性疼痛） • 形容为局部和尖锐 • 发生于活动或触诊区域	• 起源于器官 • 可能由器官功能障碍引起，例如： 　• 肩胛骨区域的疼痛可能是胆囊疾病引起的 　• 肾功能不全可能引起腰痛 • 由炎症和局部缺血引起： • 被描述为不明确的深部痛或痉挛 • 通常会产生不遵循神经路径的牵涉痛

非创伤性疼痛

非创伤性疼痛是由周围神经系统（peripheral nervous system, PNS）和中枢神经系统（central nervous system, CNS）中的神经细胞功能障碍引起的。

造成原因	神经功能障碍的体征
• 神经变性、卡住或压迫 • 缺血 • 疾病：多发性硬化或脑出血 • 炎症：椎间盘病理性疼痛 • 感染：带状疱疹	• 超敏反应（触觉、振动觉、冷热觉） • 麻木、感觉减退和无力感 • 锐痛、刺痛、电击样痛，甚至灼痛 • 瘙痒

交感神经痛

造成原因	神经功能障碍的体征
• 交感神经系统过度兴奋 • 手臂和腿骨折及软组织受伤后常见	• 表现为受伤周围皮肤和肢体周围超敏反应

继发性问题有可能发生

■ 磨损、关节挛缩。

■ 由于疼痛而缺乏运动导致的骨质疏松症。

■ 神经病、神经痛或神经炎。

病理和基本治疗建议
滑囊炎

说明	常见部位
• 滑行能力下降 • 关节间滑动减少 • 活动时刺激性增加 • 由于炎性反应导致组织增大，表面变得粗糙和坚硬，使得关节腔变狭窄，关节摩擦增大	• 肩、肘、髋、膝、踝

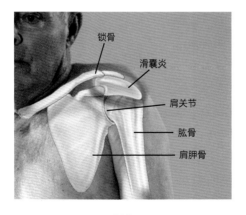

锁骨

滑囊炎

肩关节

肱骨

肩胛骨

原因	症状和体征
• 过度使用	• 有长期或短期过度使用的病史
• 重复运动	• 特定点痛
• 长期和过度的压力	• 触诊时出现尖锐的局部疼痛
• 不良姿势和解剖结构异常	• 在 AROM、PROM 产生的疼痛
• 外伤	• 特定动作引起的疼痛
• 炎症造成的钙化沉积和粘连出现	• 受伤部位可见肿胀、发红和发热
在肌腱、韧带和关节囊中	• 徒手抗阻治疗通常不会引起疼痛,
• 全身性疾病: 类风湿关节炎	除非阻力逐渐增加

指引、注意事项、目标	技术
• 提示患者休息并保护该部位	• 水疗（请参阅水疗部分）
• 根据恢复阶段进展修改治疗目标和使用的	• 被动摆位技术
技术	• 触发点治疗
• 不要在严重炎症的关节囊上实施治疗	• 肌肉能量技术
• 处理周围的组织:	• 控制 PROM 和 AROM 在
• 减少痉挛, 高张力或活动限制	疼痛范围内
• 减少触发点导致的疼痛	• 按摩相关结构
• 使身体处于有效对抗重力的姿势	• 贴扎可用于滑囊炎
• 减少滑囊炎继发的保护性痉挛或限制	
• 滑囊中有钙沉积区域提示为按摩的禁忌证	
• 滑囊急性炎症期避免使用热疗	

扭伤

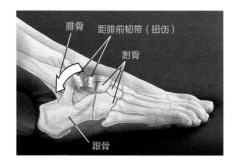

腓骨　距腓前韧带（扭伤）
跗骨
跟骨

说明	常见部位
● 超出韧带正常承受能力	● 踝、膝、手指和颈部

原因	体征和症状
● 意外扭转	● 疼痛
● 外伤	● 肿胀、发热和发红
● 车祸	● 瘀血
● 跌倒	● 无法移动关节
	● 受伤时有爆裂或撕裂感

指引、注意事项、目标	技术
● MRICE 原则	● 水疗（请参阅水疗部分）
• 运动（movement）	● 被动摆位技术
• 休息（rest）	● 淋巴引流
• 冰敷（ice）	● 贴扎
• 受伤区域加压（compression of the area）	● 愈合阶段的弹拨按摩
• 抬高患肢（elevation）	● 冷按摩
● 根据恢复阶段进行治疗	● 每个愈合阶段进行 MRT
● 如果为 Ⅲ 度损伤应先咨询医生	● 每个愈合阶段进行 MET

拉伤

说明	常见部位
• 肌腱或肌腹组织受伤或撕裂	• 腹股沟、腘绳肌、颈部、肘、肩袖

原因	症状和体征
• 肌腹或肌腱牵伸超出其正常能力 • 肌肉被迫同时执行两个相反的动作	• 根据受伤严重程度不同而不同 • 肿胀 • 疼痛 • 可能发生瘀伤 • 运动功能障碍 • 治疗对象无法使用肌肉（Ⅲ度损伤） • 撕脱时组织隆起（肌腱完全从骨头撕裂，例如腓肠肌或肱二头肌）

指引、注意事项、目标	推荐治疗技术
• 根据恢复阶段进行治疗 • Ⅲ度损伤应该由医生诊治	• 水疗（请参阅水疗部分） • 被动摆位技术 • 淋巴引流 • 贴扎 • 恢复阶段使用摩擦技术 • 冰冻下运动 • 每个愈合阶段进行 MRT • 每个愈合阶段进行 MET

Ⅰ度损伤	• 轻度的肌纤维损伤，2～3周内可恢复
Ⅱ度损伤	• 肌纤维更广泛的损害，3～6周内可恢复
Ⅲ度损伤	• 重度损伤，肌肉可能完全断裂（撕脱）；通常需要手术干预；最多可在3个月内恢复

肌腱变性

说明	常见部位
• 慢性病，其中胶原纤维的分解大于其产生 • 缓慢积累的轻微损伤无法正常治愈 • 这使肌腱容易受到进一步伤害	• 肘、腕、髋、肩袖、足底筋膜

原因	症状和体征
<ul><li>不良生物力学</li><li>慢性，反复性组织超负荷使用</li><li>不良愈合反应</li><li>正常平行成束的纤维结构被扰乱</li><li>证据表明，新的治疗会扰乱纤维结构，包括抑制胶原蛋白修复和使胶原蛋白变性退化</li><li>Ⅲ型胶原蛋白向Ⅰ型胶原蛋白异常转移导致所形成结构变弱</li></ul>	<ul><li>深烧灼痛、刺痛、触诊时疼痛</li><li>没有基本的炎症迹象</li><li>有过度使用病史</li><li>逐渐发作</li></ul>

指引、注意事项、目标	技术
<ul><li>目标包括减轻疼痛和增加胶原蛋白的产生、强度及活动性</li><li>松解妨碍活动的愈合不良的瘢痕组织和粘连</li><li>促进瘢痕组织重新排列</li><li>防止进一步损坏受伤部位</li><li>解决受伤部位引起的代偿</li><li>休息过多会抑制愈合</li><li>过度使用横向纤维弹拨的迹象包括：<ul><li>疼痛加剧</li><li>治疗后 ROM 减少</li><li>炎症反应增加</li></ul></li></ul>	<ul><li>横向弹拨纤维之前，冷疗 3~5 分钟以麻痹组织</li><li>横向弹拨纤维技术</li><li>以 20~30 秒的间隔（最多 2~3 分钟）使用或是患者能耐受的时间使用</li><li>使瘢痕组织重新排列并增加胶原蛋白的产生</li><li>滚动皮肤以减少粘连和神经卡顿</li><li>ROM 使新的瘢痕组织沿应力线排列，从而增加活动性</li><li>MRT：促进募集区域</li><li>MET 等距收缩和等张收缩</li><li>治疗相关附属结构</li><li>贴扎可促进愈合，减轻疼痛并平衡姿势</li></ul>

肌腱炎

说明	常见部位
• 肌腱或腱鞘发炎	• 肘、腕、髋、肩袖、足底筋膜

原因	症状和体征
• 过度使用	• 直接体现在肌腱上疼痛
• 姿势不良	• 运动伴随疼痛
• 结构异常	• 炎症的基本体征
• 开始一项新的活动	• 热
• 愈合不良反应	• 发红
• 血供不足	• 肿胀
• 最常见的损伤区域和最弱的肌腱部分：分水岭区	• 疼痛
• 难以为组织提供营养	• 功能丧失

指引、注意事项、目标	技术
• 根据愈合阶段进行治疗	• 水疗（请参阅水疗部分）
• 对肌腱治疗不足与过度治疗	• 依据愈合的情况
• 对肌腱治疗之前应放松高紧张肌肉	• 贴扎
	• ROM
	• 横向纤维弹拨技术
	• 被动摆位技术
	• 触发点治疗
	• 剥离受影响的组织

粘连性关节囊炎（冻结肩）

定义	常见的临床症状
● 肩关节及关节囊的炎症 ● 导致关节囊瘢痕产生、增厚和收缩 ● 关节囊粘连在其自身和相邻结构上，从而限制了正常的股骨头活动 ● 病因不明，需 1~2 年恢复 ● 完全恢复的情况非常罕见	● 临床症状渐进性发展 ● 不能外展、外旋肩关节或是无法进行正常的屈曲上肢 ● 肩关节疼痛剧烈、活动明显受限 ● 摸背试验、肩肱节律检查、肩关节外展检查阳性

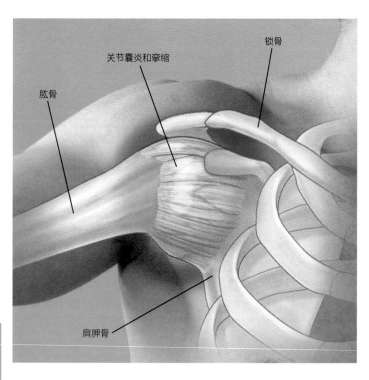

锁骨

关节囊炎和挛缩

肱骨

肩胛骨

前斜角肌综合征

定义	常见的临床症状
• 周围神经受压 • 臂丛神经在前斜角肌和中斜角肌之间被卡压	• 症状因人而异 • 常见症状包括小和环指尖锐刺痛 • 患者会在尺神经走行区域感受到神经根性痛 • 正中神经也会被卡压 • 由于血管受压，患者可能也会感受到温度变化或是对于冷或热过敏 • 可能出现爱德生（Adson）试验阳性、艾伦（Allen）试验阳性、前斜角肌解压试验阳性，或是斜角肌痉挛

注：爱德生试验（Adson test），斜角肌压迫试验。

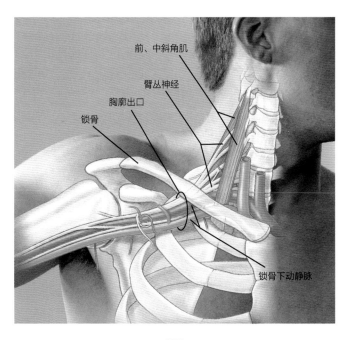

前、中斜角肌

臂丛神经

胸廓出口

锁骨

锁骨下动静脉

腕管综合征

定义	临床症状
• 一种周围神经压迫综合征 • 正中神经在腕关节处受压 • 可能由于肿胀、骨质增生或粘连 • 需要鉴别颈部或肘部神经受压	• 症状包括锐痛和刺痛、麻木，腕部和手（拇指、示指和中指）刺痛感 • 手部无力、夜间痛 • Tinel 征和屈腕试验阳性反应提示出现腕管综合征

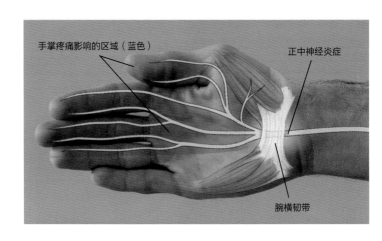

手掌疼痛影响的区域（蓝色）

正中神经炎症

腕横韧带

椎间盘退行性病变

定义	常见临床症状
• 椎间盘因年龄增长、脱水、肥胖、吸烟、意外事故而破裂 • 椎间盘被压扁，髓核将突出到纤维环（盘内紊乱症），有时会完全脱出（盘外紊乱症） • 当髓核从髓环延伸到椎间隙，可能会压迫神经，发生盘外紊乱症	• 锐痛、放射痛 • 麻木和刺痛 • 运动反应减退 • 肌肉逐渐萎缩 • 对于某些个体，通过运动可以减轻腰痛

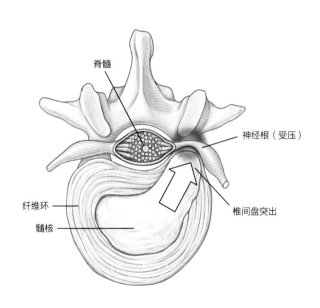

脊髓

神经根（受压）

纤维环

髓核

椎间盘突出

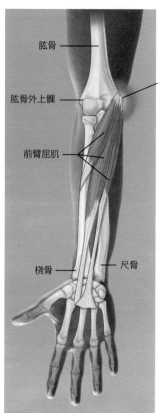

肱骨

肱骨内上髁
（疼痛区域）

肱骨外上髁

前臂屈肌

桡骨

尺骨

高尔夫球肘（肱骨内上髁炎）

定义	常见临床症状
● 涉及前臂屈肌起点（位于肱骨内上髁）的肌腱炎或肌腱变性	● 前臂屈肌的 MRT 会在病变部位引起疼痛

神经根压迫

定义	常见临床症状
● 神经根处神经受压或被包埋 例如： ● 椎间盘脱出 ● 椎管狭窄 ● 骨刺生成	● 锐痛、射击痛、放射痛；麻木；刺痛； 影响区域可能出现无力

骨关节炎（关节退行性病变）

定义	常见临床症状
● OA 是关节软骨的磨损和撕裂 ● 随着骨 OA 的发展，软骨逐渐磨损消失，由于骨与骨之间的摩擦出现了骨质增生 ● 关节周围的韧带和肌肉变得松弛无力	● 关节深处出现疼痛，运动后疼痛加剧 ● 休息后疼痛得到缓解 ● OA 发展到一定程度，即使休息时也会出现疼痛 ● 常见的症状是关节活动时出现骨擦音和研磨音 ● 潮湿的天气会使疼痛加剧 ● 可能出现关节肿胀、活动受限和触诊时疼痛 ● 患侧失用可能会导致肌力减弱

注：OA（osteoarthritis），骨关节炎。

髌股关节疼痛综合征

定义	常见临床症状
<ul><li>膝关节功能障碍，通常表现出各种不明确的症状和体征</li><li>由不同的运动模式功能障碍引起，这也导致了膝关节和膝周疼痛</li><li>疼痛可能由于髌腱的肌腱炎或肌腱病变、关节软骨的磨损和撕裂（软骨软化症），以及由本体感觉障碍、股四头肌和股内侧斜肌功能障碍引起的髌骨运动轨迹异常导致</li></ul>	<ul><li>疼痛出现在膝关节内和膝周、髌骨下</li><li>关节异响</li><li>上下楼梯疼痛</li><li>跳跃和深蹲时疼痛</li><li>Clarke 征阳性、髌骨移动轨迹检查阳性、MRT 阳性</li></ul>

胸小肌综合征

定义	临床症状
• 周围神经压迫 • 肋骨和胸小肌之间有臂丛神经压迫	• 症状因人而异 • 常见症状包括小指、环指锐痛和刺痛 • 沿着尺神经走行的放射状疼痛提示尺神经受压 • 正中神经会被包埋受压 • 由于血管受压，患者可能还会感觉到温度变化或对冷热敏感 • 会伴随赖特（Wright）外展试验阳性、胸小肌长度检查阳性

注：赖特试验（Wright's test），即过度外展试验。

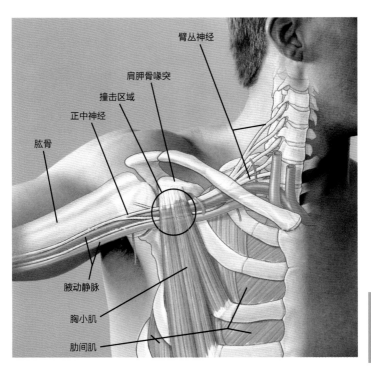

周围神经压迫

定义	常见临床症状
• 周围神经压迫是一个广义术语，用于描述涉及周围神经受压或受损的几种不同情况	• 可能出现的症状包括锐痛、放射痛、麻木、刺痛和无力 • 例如： • 腕管综合征 • 旋前圆肌综合征 • 梨状肌综合征

足底筋膜炎

定义	常见临床症状
• 一种疼痛的足底筋膜退行性病变 • 通常认为这是足底筋膜的炎症性病变 • 但是，有证据表明，这种病变不是炎症，而是肌腱病的一种形式	• 跟骨和足底筋膜疼痛 • 通常，疼痛发生在久坐或晨起最初步行时

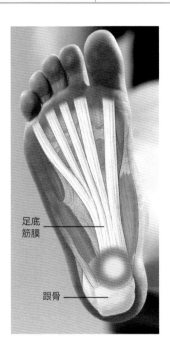

足底
筋膜

跟骨

旋前圆肌综合征

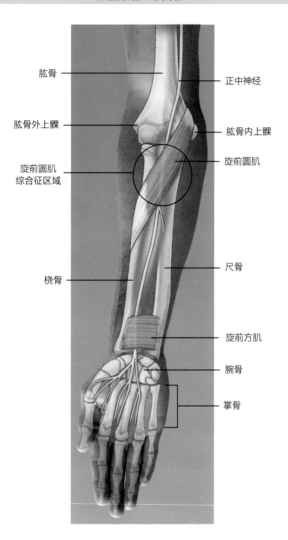

肱骨

正中神经

肱骨外上髁

肱骨内上髁

旋前圆肌
综合征区域

旋前圆肌

桡骨

尺骨

旋前方肌

腕骨

掌骨

定义	常见临床症状
● 一种周围神经受压的病变 ● 正中神经在肘部被旋前圆肌压迫	● 症状包括腕管综合征的症状，例如腕部和手疼痛、麻木、刺痛，以及手指无力 ● 这种情况不会引起夜间痛 ● 旋前圆肌试验阳性

坐骨神经痛

定义	常见临床症状
• 涉及坐骨神经神经根包埋压迫的病变 • 这种压迫可能是由软组织或骨质增生引起的	• 可能包括腿后侧的锐痛、刺痛 • 疼痛出现在坐骨神经走行部位 • 单腿或双腿可能会感到麻木、刺痛和沉重 • 活动后疼痛减轻

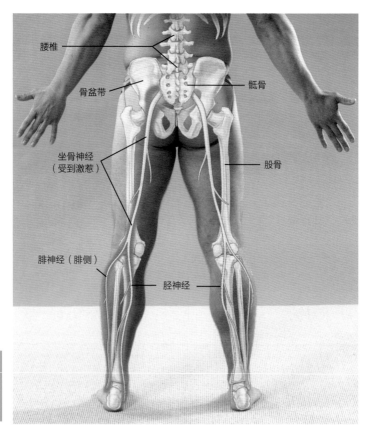

腰椎

骨盆带

骶骨

坐骨神经
（受到激惹）

股骨

腓神经（腓侧）

胫神经

假性坐骨神经痛（梨状肌综合征）

定义	常见临床症状
<ul><li>一种周围神经受压的病变</li><li>高张力的梨状肌压迫坐骨神经，引起多种症状</li></ul>	<ul><li>症状包括坐骨神经走行部位的后腿锐痛、刺痛</li><li>通常，走动会加剧疼痛</li><li>视诊评估发现患侧髋关节外旋</li><li>梨状肌综合征试验和梨状肌长度检查很可能呈阳性结果</li></ul>

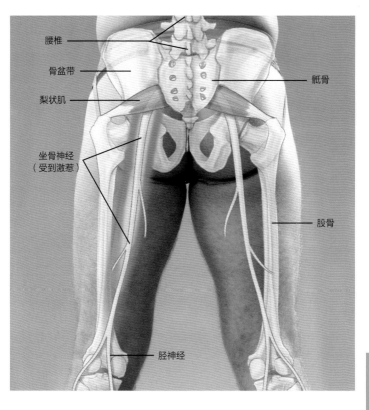

腰椎

骨盆带

梨状肌

坐骨神经
（受到激惹）

骶骨

股骨

胫神经

肩关节冈上肌撞击

定义	常见临床症状

• 肱骨头和肩峰之间空间变
• 冈上肌腱撞击
• 可能的原因：
  • 上交叉综合征
  • 肩峰弓下肿胀
  • 肩峰结构异常
  • 肩周稳定性差
  • 三角肌、肱二头肌和冈上肌的高张力
  • 冈上肌无力或撕裂
  • 上斜方肌和三角肌过度刺激
	• 肩外侧疼痛
	• 肩关节屈曲和外展时，AROM 和 PROM 出现疼痛
	• 穿上衣和将手伸入后兜困难
	• 视诊评估发现患侧肩部被抬高
	• 空罐试验可以测试，Neer 试验、Hawkins/Kennedy 试验阳性。MRT 提示冈上肌肌力减弱

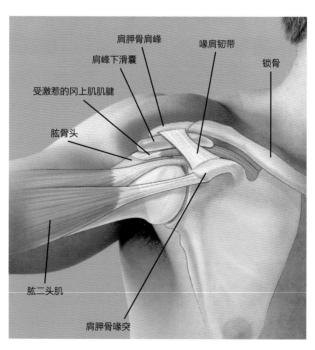

肩胛骨肩峰
肩峰下滑囊
喙肩韧带
锁骨
受激惹的冈上肌肌腱
肱骨头
肱二头肌
肩胛骨喙突

脊柱椎管狭窄

定义	常见临床症状
• 骨质增生或异常的软组织导致的椎管狭窄	• 症状因位置而异 • 常见的症状包括：锐痛、放射痛、麻木和（或）刺痛 • 症状进展导致肌力减弱

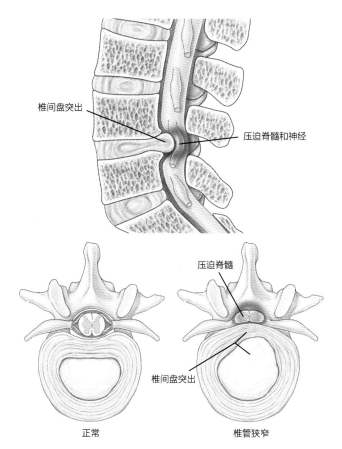

椎间盘突出

压迫脊髓和神经

压迫脊髓

椎间盘突出

正常

椎管狭窄

脊椎滑脱（关节退行性病变）

定义	常见临床症状
• 退行性脊椎滑脱：关节的退化使椎骨相对另一个椎骨向前移动 • 峡部性脊椎滑脱：由于椎骨骨折，椎骨向前移动	• 骨质增生常见 • 脊柱和（或）神经根及关节突关节的压迫 • 症状包括放射性神经痛、关节突关节锐痛，可能存在下肢肌力减弱

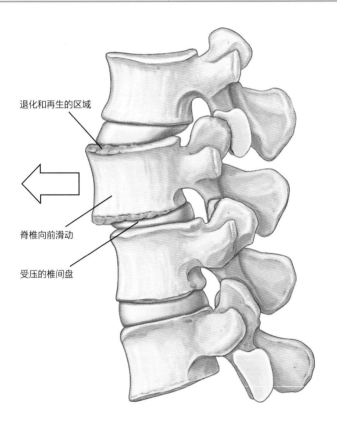

退化和再生的区域

脊椎向前滑动

受压的椎间盘

椎关节强直

定义	常见临床症状
• 位于脊柱内的一种退行性关节病变 • 椎骨滑膜关节内组织破裂 • 由于骨与骨的接触，会发生骨质增生，可能不产生神经压迫而导致的神经根痛	• 症状根据椎关节强直的区域和严重程度而异 • 症状的严重程度可能从微弱的疼痛到严重的神经根痛 • 可能会肌力减弱并肌肉僵硬增加 • 如果症状在颈椎区域，颈椎压迫可能会重现症状 • 颈椎牵引可能会减轻症状 • 直腿抬高和在腰部进行 Valsalva 动作

第八章 治疗

网球肘（肱骨外上髁炎）

定义	常见临床症状
● 涉及在前臂伸肌肌肉起点（位于肱骨外上髁）的肌腱炎或肌腱病变	● 见于肌腱炎或肌腱病

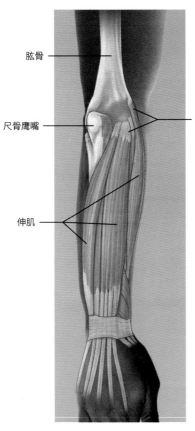

肱骨

尺骨鹰嘴

伸肌腱在肱骨外上髁上的附着点

伸肌

触发点

定义	常见临床症状
• 组织中激惹性高的点，压迫时会感到疼痛 • 潜在的：在病变部位触诊时疼痛的部位和触发点牵涉区域 • 激惹：主动将牵涉痛引入到牵涉区的组织区域 • 当受压时，它将在病变部位出现疼痛，并且增加牵涉痛	• 症状的强度和牵涉区域因人而异 • 常见症状：休息时疼痛，运动时疼痛加剧 • 增加僵硬和活动范围减少 • 放射痛很常见；疼痛并不遵循神经走行 • 触发点测试阳性结果提示出现此病变

挥鞭伤

定义	常见临床症状
• 涉及因挥鞭样颈椎伸展和弯曲而引起的扭伤或拉伤 • 机动车追尾事故后可能发生的一组症状 • 颈部区域过度的伸展和屈曲时，韧带、关节、肌肉和肌腱的损伤很常见	• 症状的强度取决于事故的严重程度 • 颈部和肩部肿胀及肌肉痉挛 • 触发点的激活会导致牵涉痛、颈部疼痛、上背部和腰部疼痛、下颌疼痛、头痛和颞下颌关节功能障碍 • 脑震荡和视觉障碍并非罕见症状 • 最严重的情况包括骨折和椎间盘突出 • 事故发生后可能需要 3 周才会出现症状

总结	评估的益处
• 禁忌证：按摩不安全的情况下 • 损伤的严重程度 • 损伤的类型 • 注意事项 • 治疗重点：哪些肌肉或肌群需要治疗	• 患者快速恢复 • 保留书面记录：治疗师可以更快地找到问题所在 • 简化治疗师的工作 • 了解从哪里开始治疗 • 根据康复阶段了解使用哪些技术 • 记录可能的研究方向 • 验证治疗进展

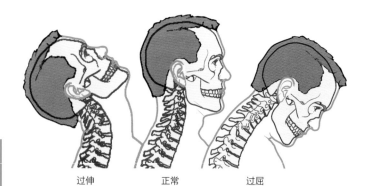

过伸　　　　　　　　正常　　　　　　　　过屈

索引

293

索引